弁証論治のための
論理学入門

堀内齊毉龍

**会話形式で学ぶ
東洋医学の実践思考法**

緑書房

推薦のことば

㈳北辰会 代表理事　藤本蓮風

　ロジックを用いなければ生活するのも難しい。
　まして医学となれば尚更のことである。
　鍼灸を扱うこの業界では意外にも「この常識」が通り難いことがある。
　鍼で身体を悪化させることはできないという説がまかり通る。
　病を好転させる薬が、使い方次第では病を悪化させることは誰でも分かっている、常識である。
　ところが、鍼灸では同じ理屈が通らないという話である。
　明らかな誤謬の論が展開されており、敢えて小生は医学実験を行い、そうした誤りを正してきた。
　これらは形式論理学の初歩を理解すれば分かることである。
　さて、本書は弁証論治を理解するために欠かせない論理学の基本を、初心者にも分かりやすいように、会話形式で工夫して記述されているので、これから弁証論治を学ぶ人には必ず役立つ内容である。
　この道が大いに発展することを祈って、読み継がれていってほしい。
　また、本書から「太極陰陽論による弁証法」に発展していくことを期待している。

諸言

　患者と直に向き合う臨床現場においては、「直観」と「論理」の両面が必要です。

　特に、優れた臨床現場においては、「直観」が「論理」に優先することは多々あります。そして、この「直観」による治療から新たな治療法則が「論理」として生み出され、東洋医学が発展していく、という一面があります。この正しき優れた「直観」は、純粋に「患者さんを治してあげたい、良くなって欲しい」というピュアな心持ちのもとに働くものでしょうし、多くの臨床経験も踏まえて地道に磨かれてゆくものだと思います。

　その直観がうまく働く、働かないにかかわらず、「医学」としての東洋医学を実践する以上は、「論理」の力もフルに活用し、普段から論理的思考を磨いていく必要があります。

　直観に論理の力も加われば"鬼に金棒"ではないでしょうか。

　鍼灸であれ、漢方薬であれ、東洋医学は病人を救うために発展し続ける医学です。病人を救うためには、「なぜ、どういうメカニズムで、今に至っているのか、あるいはこのままだとこの患者さんはどういう方向に向かうのか」ということを治療家が「直観的に」あるいは「論理的に」把握できなければ治療方針が立ちません。

　「弁証論治」とは、それをより正確に行うための方法論です。

　「因縁果報は縁起なり、原因必ず結果あり」――それは病における"因縁果報"を明らかにし、良い種をまき、良い結果が出てくるようにすることに他なりません。

　患者さんの過去の身体の崩し方（既往歴）や発症パターン、現病歴を含めた現時点でのあらゆる症状と体表所見の有益な情報が多くあれば、体質と病因病理を解析することができます。これから先のことまで（ある程度）分か

る確率が高くなるでしょうし、これができれば、先手を打つ治療"治未病"ができるはずです。

　とにもかくにも、優れた「直観」と、「過去」と「現在」の情報分析——これにすべてがかかっているのです。

　しかし、はじめのうちは、臨床で、優れた直観が常に正しく働くとは限りませんし、現在ただいまの病態を「論理的」に把握しようとしても"シドロモドロ"になることも多いのではないでしょうか？　ましてやどんな情報を収集し、その情報をどう分析したら良いのか、それを考えようとしただけでアタマの中が真っ白になる、という方もいらっしゃるはずです。

　そこで、そういうことがなくなるように、論理的アプローチをする際の"根本"に斬り込みました。

　本書の内容は、本来、「弁証論治しようとする前に身に着けておくべき思考法」についてであり、「弁証論治に必要不可欠な論理学」すなわち、『弁証論治論理学』というべきものです。鍼灸学校でも、正式なカリキュラムとしてはまだ確立されていない分野だと思います。

　「直観力」は別途磨き続けなければなりませんが、本書の内容をきっちりと理解できれば、「論理力」が増し、より緻密で的確な問診、情報収集、病態解析ができ、弁証論治に大いに役立つようになると確信しています。

　「直観」も磨きつつ、平生より「論理思考力」も鍛えながら、「東洋医学の底力」をもっともっと引き出したいと思い上梓いたしました。敢えて、会話形式で読みやすい形にしてあるのも本書の特徴です。また、全部で10章から構成され、ポイントとして要点をまとめてあります。また、問題集も設けましたので、読破し活用していただければ幸いです。

　　　　　　　　　　　　　　　　　　　　　　　　　　　著　者

凡　例

　論理学の専門的内容は、数々の論理学の専門書籍を参考にさせていただいたが、なかでも特に、沢田允茂先生の『現代論理学入門』(岩波新書)、『考え方の論理』(講談社学術文庫)、野矢茂樹先生の『論理学』(東京大学出版会)、中埜肇先生の『弁証法』(中公新書)、小室直樹先生の『数学嫌いな人のための数学』(東洋経済新報社)を中心として、著者が頭の中で整理咀嚼し、会話形式にて展開した。

(本書に登場するキャラクターのほとんどは架空である)

　鍼灸医学の学術内容については、主に、藤本蓮風氏の書籍群を中心に展開している。『東洋医学の宇宙』『弁釈鍼道秘訣集』『鍼の力』(緑書房)、『経穴解説』『鍼灸治療上下左右前後の法則』(メディカルユーコン)、『鍼灸医学における実践から理論へ (Ⅰ) ～ (Ⅳ)』(たにぐち書店)などである。

　巻末の基本用語集は、本文文中右肩に付記している番号と対応している。『基礎中医学』(燎原)、『中国漢方医語辞典』(中国漢方)、『哲学・思想辞典』(岩波書店)、『中医大辞典』(人民衛生出版社)などを参考にさせていただき、分かりやすく解説した。

　全章にわたって参考とさせていただいた書籍は、参考文献として掲載した。

　本書の内容のエッセンスは、緑書房『鍼灸ジャーナル』Vol. 4 (2008年) ～ Vol. 8 (2009年) に「東洋医学者のための思考バイエル─弁証論治のための頭の体操─」と題して5回にわたり連載した。

　例として挙げている命題の中医学的内容は、すべて真なる命題とは限らない。あくまで論理的思考の方法として挙げているものも一部含むので注意していただきたい。

　本書の先に、壮大なる太極陰陽論がある。藤本蓮風著『東洋医学の宇宙』(緑書房)とセットで読んでいただきたい。

目次

推薦のことば……3

諸言……4
凡例……6
登場キャラクター紹介……10

第1章 「ロンリ」って何？……11

（1）あなたはどのタイプ？……12
（2）論理学の特徴……14
（3）論理学って、最近出てきたの？……15
　　ポイント……18

第2章 3本の柱……19

（1）同一律……20
（2）矛盾律……22
（3）排中律……25
　　ポイント……26
　　アタマの体操の時間……27

第3章 命題の否定はどうすればよい？……31

（1）全称命題と特称命題……32
（2）背理法と帰納法……42
　　ポイント……50
　　アタマの体操の時間……51

第4章 どっちがどっちにスッポリ入る？……59

 （1）必要条件……61
 （2）十分条件……64
 （3）必要十分条件……65
 （4）逆・裏・対偶……68
 　ポイント……70
 　アタマの体操の時間……71

第5章 こうなって、こうだから、こう！……75

 （1）思考順序の基礎……76
 　ポイント……84
 　アタマの体操の時間……85

第6章 正しい推論法……91

 （1）推論の基本形……93
 （2）前件肯定式……98
 （3）後件否定式……103
 　ポイント……117
 　アタマの体操の時間……118

第7章 消去法……123

 （1）結論否定型……124

（2）結論肯定型……129
　　ポイント……138
　　アタマの体操の時間……139

第8章 形式論理学の有用性と限界……155

（1）形式論理学の有用性……156
（2）形式論理学の限界性……158
　　ポイント……168

第9章 「弁証法論理学」入門……169

（1）哲学用語としての「弁証法」……170
（2）"弁証法"と東洋医学の「弁証」……171
（3）形式論理学と弁証法論理の関係……176
　　ポイント……177
　　アタマの体操の時間……178

最終章 大いなる哲学原理へ……183

付録1　基本用語解説集……190
付録2　北辰会方式の一連の流れ……217

参考文献……218
あとがき……219

索引……221

登場キャラクター紹介

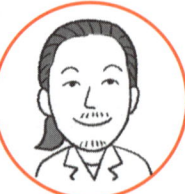
堀内
分かりやすくかみくだこうと必死の解説者

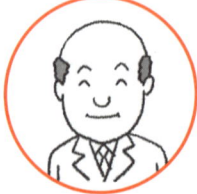
ほくと教授
見落としがちなポイントのツッコミ役で、練習問題の出題者

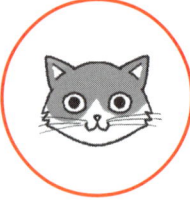
きなこ
単純明快なネコ

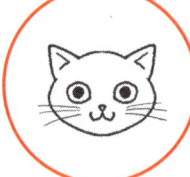
あずき
頭の回転が速く、小生意気なネコ

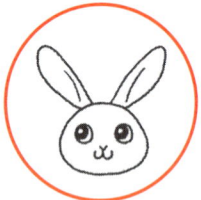
マロン
少しせっかちな問題意識たっぷりのウサギ

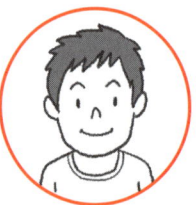
A君
食わず嫌いする学生

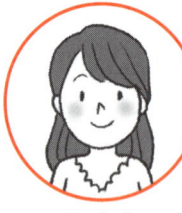
Bさん
常に前向きな学生

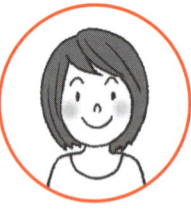
Cちゃん
素朴で素直な学生

第1章

「ロンリ」って何?

そもそも「論理」とは何でしょうか？　かの張仲景が著したとされる『傷寒雑病論』が極めて論理的な経典であるように、東洋医学における「論理」の重要性とその実用性についてまず知っていただきたいと思います。特に「弁証論治」に論理は必要不可欠です。

1　あなたはどのタイプ？

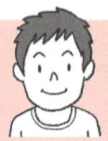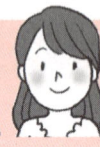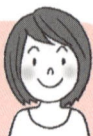

　ある関西の鍼灸学校の学生同士の会話です。

A　君：経絡(けいらく)って、手の太陰肺経(たいいんはいけい)からはじまって、足厥陰肝経(けついんかんけい)までいって、また、手の太陰肺経に還(かえ)って来るやん、結局、ぐるぐる循環してるやん。それやったら、どこの経穴に鍼とか灸しても、それがきっかけで全体がめぐって病気治るんとちゃうん？

Bさん：それやったら、こんなにいっぱい経穴覚えんでも、どれか一個覚えといたらええやんか。

Cちゃん：私な～、喘息(ぜんそく)やってんけど、鍼してもらって、治ってん！　その鍼の先生な、その時々で使う経穴違うかったで～。しかも、１か所とか２か所しか経穴使わはらへんし。

A　君：俺のおかん、肩凝りと腰痛で近くの治療院で鍼受けとるけど、ヤマアラシのように鍼刺された、言うとったで、そん時はしばらく楽な気するけど、ほんでもあんま治れへん、ってぼやいとったわ。

Bさん：……っていうか、いっぱい刺して効けへんかったら、どの鍼が無効でどの鍼が有効かって、分かれへんやんなあ！

Cちゃん：うちの先生なぁ、「今晩背中からじっとり汗かくからな」、とか「この鍼したら、大便ちょっと緩なるけど心配せんでええで」とか言わはんねんやん。いっつも、その通りになんねん。なんで分かるんか

なぁ？

Bさん：やっぱ、ちゃんと鍼の勉強したら、そんなんも分かるようになるんちゃう？ 2000～3000年くらい歴史ある医学やもん、すごいんやと思うわ。

Cちゃん：こないだ、一回、「何で、先のことまで分かるんですか～？」って先生に聞いてみてん。

A君：ほな、なんて？ なんて??

Cちゃん：「鍼灸医学は数学やで、弁証論治(※1)は数学や。数学的に解けるんやで、きわめて論理的で、それを超える論理もあんねん」ってお弟子さんに向かって言うてはった。

A君：数学?? べんしょうろんち?? ロンリテキ?? 俺、数学、苦手やわ。

Bさん：へぇ～、すごいねぇ。"数学"なんや～。それって、ちゃんと基礎からやったら方程式解くみたいに、病気のこととか、治っていくプロセスが分かる、っていうことなんかなぁ？ だから、この鍼したら、汗かくとか下痢気味になるとかも分かるんかな??

Cちゃん：弁証論治って、漢字で書いても、なんか、むっちゃ"ロンリ的"って感じせ～へ～ん？

Bさん：する、する!! なんか難しそうやけど、おもろそうやなぁ！ どんなんなん？

A君：俺……、やめとくわ～。難しいのん、あかんねん。「数学」って聞いただけでジンマシン出るわ～。吐き気してきた!!

Cちゃん：私も「数学」苦手やけど、患者さん治すためやったら、頑張ってやってみるわ。

　さあ、あなたは、A君、Bさん、Cちゃんの誰に共感を覚えますか？ 「数学」と聞いただけで、本当にジンマシンや吐き気が出てしまうA君タイプの方も、食わず嫌いせずにページをめくってみてください。Bさん、Cさんタイプの方は、是非、じっくりと読み進めてみてください。まずは、弁証論治の玄関へ。

　では、弁証論治に必要不可欠な論理学（**「弁証論治論理学」**と言います）

について学んでいきましょう。

2　論理学の特徴

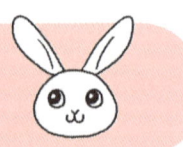

堀　内：ロンリガク（論理学）の特徴って知ってます？

マロン：**「正しい」か「正しくないか」、真か偽かがきちんと決まる**ということと違うの？

堀　内：正解！

きなこ：でも実際には、一義的に決まらないこともあるんでしょ？

堀　内：そうなんですよ。解のない問題もあるんです。ややこしいでしょう。ギリシャの３大難問題というのがあって、「角を３等分しなさい」とか「円と等面積の正方形を作りなさい」とか「形が同じで体積を２倍に……」。

きなこ：そんなの、難し過ぎるわ。

堀　内：ですね。これは置いておきましょうね。でもね、要は、あいまいな部分を残さないように、**「正しい」か「正しくないか」の判定をどちらかはっきりさせたほうが良い**と思いませんか？

マロン：そりゃ、そうだ。**物事を考えたり判断する基本**でしょう。

あずき：臨床家にとって、**いろんな場面で、黒白はっきりさせないことには前に進まないことも多い**もんね。

マロン：うん、「患者さんの訴える問診内容が本当に正しいのか、正しくないのか」、から始まるしねぇ。

あずき：そう、明らかに矛盾したことを言ったり、いい加減なことを言ってる場合もあるからねぇ。

きなこ：治療直後における予後の"良し""悪し"の決定もそうだし、再診時での患者の状態の変化の"良し""悪し"などの決定もそうやし。

堀　内：常に、黒白はっきり判断する必要がありますよね。こういう患者さ

んいませんか？「先生、昨日鍼してもらったら、夜に下痢(げり)になりましたわ、３回も出てんけど。●露丸飲んだほうがええと思ってんけど、家になかったから、そのまま様子みてますねん」

きなこ：この下痢をどう判断するかですね？

あずき：この下痢を止めるべきなのか、そうでないのか。素人さんは、"下痢＝病気""下痢＝すぐに下痢を止めなければ身体が弱る"という図式で考えがちやから。

マロン：実際、臓腑経絡学(ぞうふけいらくがく)(※2)に基づいて考えてみると、必ずしも"下痢イコール病気"ではないことは自明の理やもんね。

堀　内：「ある鍼をしたところ、こういう変化があった」この変化は良いのか悪いのか？「良いといえば良いけども、悪いといえば悪い気もするし、でも良いのかな？　悪いのかな？　やっぱりよく分からないわ」では患者さんが困りますね。黒白はっきりさせないといけません。

3 論理学って、最近出てきたの？

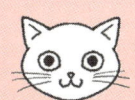

きなこ：そもそも、「論理学」っていつの時代からあるんですかね？

堀　内：かなり昔です。こういう問題を解決するのに最も有名かつ有効なのが、アリストテレスの形式論理学のようです。この**アリストテレスの形式論理学**が、"本来の"論理とされているほどかなり重要なものですね。

マロン：聞いたことあるわ、アリストテレス（Aristoteles）って。

あずき：B.C.384年～B.C.322年の古代ギリシャの哲学者でもあり科学者です。プラトンのお弟子さん。当時のあらゆる学問の総合と分類を行って、自然学の中では生物学に優れていたらしいよ。

堀　内：古代ギリシャでは、アリストテレスやソクラテス、プラトンなど、

著名な哲学者・数学者・幾何学者・科学者などが多数活躍しておられたんですけど、なかでも、ピタゴラスの「三平方の定理」(※3)は今からおよそ2500年前に数学史上初めて登場する、って習ったでしょ!? でもね、この三平方の定理は『周髀算経』(※4)（B.C.1100年ごろの中国の書物）にも登場する、って知ってました？

マロン：今から3100年以上前の書物に？

堀　内：そうなんですよ、中国では三角定規やその性質を理解して応用していたみたいです。ピタゴラスよりも600年近くも昔です。

きなこ：へぇ、すごいですね、古代中国人も。

堀　内：ちなみに、『周髀算経』には、蓋天説の宇宙観が示されていますし、方円、直線、直角などがすべて理解されています。数学のレベルが相当高いですよ。

あずき：ところで、さっき言っていた「形式論理学」、これって、アリストテレスとイコールにされてるんですよね？　古代中国にはなかったの？

堀　内：実は、あったんですよ、この形式論理学。特に、「同一律」や「必要条件」、「十分条件」を提出し、幾何学から力学、光学、論理学にいたるさまざまな分野に及ぶ著作『墨経』を遺した「墨家学派」の祖、墨子という偉い方が居りまして。彼が活躍したのは、B.C.400年ごろ（墨子の生没年は、B.C.468〜B.C.376）。今から2400年も前のことです。墨子や墨家学派は、中国における形式論理学の祖とされているようです。

きなこ：すごいですねぇ！

堀　内：ちなみに、『墨経』という書物では、点や線、面、円などの定義がかなり明確に記されていたり、時間と空間の概念を明記しています。

きなこ：墨子の活躍した時代には、相当数学が発展していたことは間違いないですね。

マロン：そりゃ、そうやわ、『周髀算経』然りなんやから。

あずき：古代中国とか東洋の思想は合理的でない、って思われがちやけど、実際はそんなこと全然ない！　っていうことやね。

堀　内：そうなんです！　案外、って言うたら語弊があるでしょうけど、東洋の思想は"相当"合理的側面、数学的側面を、がっちり持っているんですよ。この**合理的な論理性の部分**が、我々がハマってる東洋医学・鍼灸医学のベースにもなっているんですよね。

マロン：**『医学史』**（※5）**勉強すると、そのことがよく腑に落ちるね！**　単なる直観だけ、とか、いきあたりバッタリでする医学・医術ではないよね。論理性がベースにきっちりあるわ。**まさに「弁証論治」の歴史でもある**わな。

きなこ：**弁証論治の根幹は「論理」ということ**なんですね。

あずき：**「論理学」は避けて通ってはいけない、**ということやね。

堀　内：そうなんです。だから、その論理学をこれからやっていきますから、よろしくお願いしますね。

マロン：喜んで！

堀　内：そうそう、論理学は、大きく分けて、2つあるみたいです。知ってます？

きなこ：形式論理学、と……？

堀　内：そうです、「形式論理学」と「弁証法論理学」

マロン：どっちから勉強したほうが良いのかなぁ？

堀　内：そりゃ、絶対、「形式論理学」です。これ、きっちりおさえとかないと、もう「弁証法論理」になったら、頭の中、パニックになったり、ムチャクチャな思考展開になりますよ。

あずき：何事も、"基礎"ってムッチャ大事やしなぁ。

マロン：**「弁証法論理」の土台となる部分が「形式論理学」**なのね？

堀　内：そうです！

きなこ：分かりやすく解説してくださいね。

堀　内：じゃあ、まず手始めに、論理学を始めるとよく出てくる単語があります、「メイダイ」。漢字で書くと、「命題」です。真か偽かを問題にできる文のことを「命題」といいます。例えば、「湿熱下痢（しつねつげり）（※6）は粘稠度が高くベットリして臭いがきついことが多い」とか、「すべての気虚（ききょ）（※7）患者は血虚（けっきょ）（※8）ではない」とか、「邪気実（じゃきじつ）（※9）な

ら瀉法（※10）するべきだ」などは、皆、命題です。

マロン：患者さんの訴えや体表観察情報（※11）も、すべて命題として扱うことができるんやろ？

堀　内：その通りです。じゃあ、本格的に「形式論理学」の世界に入りますよ！

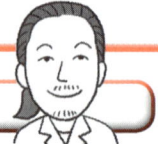

ポイント

① 「弁証論治」の根幹には論理学がある。
　東洋医学・鍼灸医学はこの論理の上に成り立ち、
　その論理を踏まえて発展してきている！
② 論理学には「形式論理学」と「弁証法論理学」がある。
③ 「形式論理学」を理解しておかないと、「弁証法論理」を自在に運用できない。

第2章

3本の柱

論理のなかでも「形式論理学」と呼ばれる基本的部分について少し掘り下げて学んでおきたいと思います。問診や切診などの四診情報から、診断解析・治療とその効果判定に至るまで、この論理の基本部分が生きてくるのです。

堀　内：形式論理学には"3つの柱"があります。これをまずキッチリおさえときましょう。**「同一律」**と**「矛盾律」**と**「排中律」**です。
あずき：難しそうですねぇ。
堀　内：大丈夫です。字そのままの意味ですから。それでは「同一律」から順番に進めていきましょう。

1　同一律

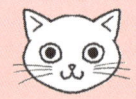

マロン：同一律は、「同じ」ということ？
堀　内：そうです、「A＝A」ということです。
きなこ：え？　それが大事なの？
堀　内：そうですよ、これがとっても大事なんですよ。
あずき：……そうか、ひょっとして、「定義」のことかな？
堀　内：その通り！
マロン：「気虚って何？」とか「湿熱下注（※12）って何？」とかってきかれて、「気虚とはこうこうで、湿熱下注っていうのは、こうこうで……」という定義づけのことやね。
きなこ：そりゃ、大事ですね。
あずき：この定義がコロコロ変わったら、話がどんどんズレて、人によって出てくる結論が変わってしまうわね。
堀　内：だから、正しく考え、正しく認識し、正しく検討・議論するために、

　　　　初めにこの「同一律」をしっかりと踏まえておく必要があるんですよ。
きなこ：そうかぁ。
堀　内：同一律を正しく使うためには、まず、**"定義"を一義的に下しておかなければなりません！**　そして、言葉の定義を一義的に下したら、同一の議論の途中でこれを変えてはダメなのです。同一の意味で用いないと意味がないので。
あずき：例えば、「気虚とは、気が不足しその機能が十分に発揮できない状態である。症状的には、全身に力が入りにくく動作するのがしんどい、また、動作すると更に全身倦怠感が増す。脈力が弱くなり、重按（じゅうあん）するとつぶれる、食欲が低下し実際に食べれない、四肢厥冷（ししけつれい）が増す場合もある……など」っていうこと？
堀　内：そうです。気虚なら気虚、何事もその定義をしっかり踏まえておかないと、誤った思考結果に陥っていくことになります。
マロン：じゃあ、実際、この「同一律」というものを間違って捉えてた場合の例ってどんなのがあるの？
堀　内：「気虚になったらしんどい」これを（命題ａ）としましょう。「私、なんか最近家事するのがしんどい」って言うおばちゃんがおるとしましょ。これを（命題ｂ）としますね。（命題ａ）（命題ｂ）からどういう命題が導き出されます？
あずき：こういうおばちゃん、結構居（お）るで。
マロン：（命題ａ）（命題ｂ）から……「私は最近気虚だ」かな？
堀　内：そうです。「私は最近気虚だ」が出てくる可能性、大ですよね。これを（命題ｃ）としておきます。
きなこ：なんか変ですよ。
堀　内：でしょ？　とっても違和感あるでしょう？　なぜか分かりますか？
あずき：この場合、（命題ａ）における"しんどい"は、肉体的にしんどい、または、やる気が起きず実際に活動困難な状況を言っているのではないのかな？　でも、（命題ｂ）における"しんどい"には、肉体的にしんどいだけとは限らず、ただ単に精神的に"かったるい"、家事をするのが嫌だ、とかという意味での「しんどい」の可能性を含んでる。

マロン：実際に肉体的にしんどい（気虚）のかどうかを確かめる前に（命題ｃ）を導き出すことは不可能やね。
堀内：そう！　だから、この（命題ｃ）も誤りですね。この場合のポイントは、「しんどい」という言葉の意味を二義的に使ってしまっていることにあります。だから、「"しんどい"の定義」と「"気虚"の定義」をしっかりと認識する必要があるのです。
きなこ：だから、「同一律」という定義づけの部分が、とっても重要なんですね。
堀内：そういうことです。では、次に「矛盾律」です。

2　矛盾律

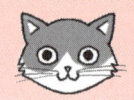

マロン：要は、矛盾やろ？
堀内：そうです。「Ａ＝Ｂ、かつ、Ａ≠Ｂということはありえない」ということ、です。
あずき：問診しててたまにあるよね、さっきの「しんどい」の例とかぶるけど、「私、しんどい、ほんま、しんどい。死にそうや」って言うてる割りに、「スポーツクラブ行って１時間運動して、その後サウナにも入って、汗ガンガン流して、汗いっぱい流したらスッキリするんや」っていう情報が出てきたり。
マロン：居る、居る！
きなこ：そんな気虚はありえませんよね。
堀内：そうですね。そのオバサマの言った２つの命題のうち、最初の命題「私、しんどい、しんどい！」が本当に気虚によるものかどうかは、この言葉だけからは絶対に分かりませんよね。もし、本当に気虚だと仮定した場合に、肉体的な負荷（運動して汗を流したり、入浴とかサウナでいっぱい発汗させたり）で、その"しんどさ"がどうな

るか、これによって、先の命題と矛盾するか矛盾しないかで、本当に（気虚による）「しんどい」のかどうかが判定できますよね。

あずき：もし、このオバサマが、「お風呂に3分つかるとグッタリだるくしんどくなるから、お風呂はイヤや」、とか、「ちょっとの距離歩いただけで、横になりたくなるくらいしんどい。スポーツクラブなんて、とんでもない……」という情報が出てくれば、本当に気虚によるしんどさがあるかもしれない、ということやね？

堀　内：そうです。

マロン：そういう情報に加えて、気虚を示す体表所見が多く見受けられれば、気虚の可能性がグッと高くなる、ということやね？

堀　内：そうです。問診でいくら気虚の可能性が高い情報がたくさん出てきてても、体表所見で、気虚を示す所見が見られない場合は、「矛盾」になります。ひょっとしたら、患者さんが大袈裟に言ってるだけかもしれない……。

きなこ：なるほど！

堀　内：ちょっと、余談ですけど、「矛盾」っていう言葉の由来知ってます？

マロン：韓非子ちゃうの？

堀　内：さすが。『韓非子』っていう本に出てきます。「ある商人が矛と盾を売っていた。『この矛はどんな盾でも貫き通すぞ！』と言い、『この盾はどんな矛でも貫くことはできないぞ！』と言って売っていた。それを聞いていた客がこう言った。『その矛でその盾を突いたらどうなんねん？』店の主人は絶句した……」というお話が出てきます。

きなこ：そこから"矛""盾"が出てきたんですか、なるほどね。

堀　内：でも、形式論理学でいうところの「矛盾」と韓非子でいう「矛盾」は実は違うんですよ。

マロン：へぇ〜!?

あずき：じゃあ、さっきの韓非子の"矛盾"を例題として、形式論理学で分析してみてよ。

堀　内：韓非子の場合で、「自分の矛はどんな盾をも破ることができる」を（命題α）としましょ。「自分の盾はどんな矛でも防ぐことができる」

を（命題β）としましょうか。この（命題α）、（命題β）をアリストテレス的に分析してみると、「α、βともに"偽"である可能性がある」ということになりますよね。そもそも、その矛も盾も頑丈ではないかもしれませんよね。

きなこ：そりゃ、そうだ。

堀　内：形式論理学では、両命題が偽である可能性がある場合「反対」と呼ぶそうです。「矛盾」とは区別するらしいのです。

マロン：韓非子の場合は、「反対」と「矛盾」を区別していない、ということやね。

あずき：なるほどね、ちゃんと区別しておかないと混乱することも出てくるやろなぁ。

堀　内：そうなんですよ。中国の論理学（韓非子）のいう「矛盾」と、形式論理学（アリストテレス）の「矛盾」は違う！ということをまず理解しておいて欲しいです。

きなこ：じゃあ、どうすれば良いんですか？

堀　内：(A)(B)という、2つの命題があった場合、(A)(B)のいずれかが"真"で、他方が"偽"である場合「矛盾」です。この時は、偽のほうは「何が偽なのか」を明らかにして、偽を切り捨てたらOKです。「捨象」です！

きなこ："しゃしょう"（捨象）っていうのは、本質でないものは切り捨ててしまうということですよね？

堀　内：そうですね。有益な情報でない、と判断してその情報を無視して切り捨ててしまう、ということです。

きなこ：なるほど。

堀　内：命題(A)(B)の両方ともに、偽の可能性がある場合は「反対」といいます。この場合は、"双方の偽"を明らかにし、「矛盾」レベルに戻せるなら戻して、それから、矛盾の処理にとりかかるんです。両方、嘘の情報だったら、最初からその両命題は相手にしてはいけない、いさぎよく切り捨てよう、ということです。

マロン：そうか。

あずき：さっきの問診の例やったら、「しんどい、しんどい」が偽かもしれない。「運動してサウナで発汗してスッキリする」も偽かも知れない。それぞれ、更に詳しい状況を問診してみて、偽かもしれない部分をあぶり出して捨象していくと、真の情報が残って、それらを基に分析していったらいい、ということやね？

堀　内：そうなんです。ただ……。

マロン：患者の発言をすべて"嘘"だと思い過ぎると、キリないから、「〜〜かなぁ？　ちょっとよく分からんなぁ」とか「そんな気もせんでもないなぁ」とか、「う〜ん、よう分からんけど、そういうことにしといて」とか、という返答の場合は、「嘘の情報だ！」とか「真の情報だ！」と決め付けはしないほうが良いよねぇ？

堀　内：その通りです。**問診では、「不明な部分は不明としておく」ことも重要です。**

あずき：そういう返答の時は、いきなり切り捨てたり、「真の情報だ！」と思い込んで重要視し過ぎたらダメ、ということか。

マロン：問診技術も相当必要やし、大事やね。

きなこ：紹介者の人とか、患者さんの友人とか家族からの情報も大事になってきますよね。

マロン：それは、むっちゃ、大事やろね。客観証拠として。

堀　内：そう、まさに多面的観察です。言葉で出てこない部分は、体表観察情報が更に大きなウェイトを占めて来ますしね。でも、**まずは「きっちりどれだけ正確な問診をとれるか」**ですね。

あずき：……で、"3番目の柱"は？

3　排中律

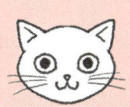

きなこ：排中律。字見ても、ピンと来ないんですけど。

堀　内：これは、矛盾律の続きで、「矛盾する命題（A）(B)の中間はない」ということです。

マロン：白か黒か、どっちかひとつ、ということかな？　灰色はアカンで、と。

堀　内：その通りです。「AはBでもあり、同時に非Bである」、「Aは、Bと非B以外のものだ」、「Aは、Bと非Bの中間である」という命題はどれも成立しないということですね。

あずき：じゃ、例えば、Aという命題が正しくない場合に、「Aは全部正しくない、偽である」として排斥するのが排中律やね。

堀　内：そうです！　"Aは正しくないけど、ちょっと正しいこともあるんだよ"、とか、"Aはこれから少し正しくなるんだよ"、ということはあってはいけない、ということです。

きなこ：「矛盾の中間はない」だから排中律というんですね。

堀　内：そうです。「数学」はこの排中律を絶対に許しませんからね。

あずき：なんか、それ聞いたことあるわ。

堀　内：この形式論理学の「矛盾律」、「排中律」の立場から、「背理法」という、かの有名な証明技術が誕生したようです。

マロン：理に背く法、って書くんやね。

堀　内：そう！　で、まあ、論理学自体も数学の一部門（確率論や統計数学）と結びついて発展してきているようです。また、あとで話します。

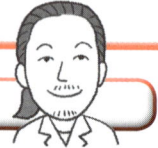

ポイント

「形式論理学」には"3つの柱"がある。
　① 同一律（定義づけ）
　② 矛盾律（嘘と本当は両立しない）
　③ 排中律（嘘か本当かはどちらか一方に必ず決まる）

アタマの体操の時間

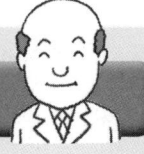

ほくと教授：さあ！　皆さん!!　アタマの体操をしますよ!!

体操 1○1

次の命題（A）（B）は矛盾か反対か？
（命題A）邪実型の生理痛は、生理前〜生理前期に起こることが多い。
（命題B）生理前〜生理前期に起こる生理痛の多くは、邪実型ではない。

体操 1○2

次の命題（A）（B）は矛盾か反対か？
（命題A）「足三里と百会にお灸をすることで陽気を高めることができる」
（命題B）「陽気を高めるには、足三里と百会にお灸するしか方法がない」

体操 1○3

　ある患者さん（中年の女性、身長150cmほど、体重自己申請では55kg）が言いました。「私、食欲ないし冷え性やし、よぅ風邪ひくし、虚弱体質やと思うわ……」
　そこで、別の角度からこう訊ねてみました。「温泉とかサウナ好きですか？」。すると、長々とこう答えてくれました。「温泉ねぇ、こないだも1泊で和歌山行ってきましてん。露天風呂あってね、5回くらい入りましたわ。刺身もおいしかったしねぇ。2泊やったら、10回くらい入れんのにねぇ、ええお湯でしたよぉ。入らなソンやわ。でも忙しいからせいぜい1泊ですわ。先生！　私ね、温泉行ったら何でかしらんけど、2kgくらい肥えますねん。なんでですやろ？　不思議

やわぁ……」

点線部を命題（A）、実線部を命題（B）とする命題（A）（B）は矛盾か反対か？

体操 1○4

ある肩関節痛の中年男性に対し、増悪因子、緩解因子を聞いてみた。季節は9月。こう答えた。「冷やしたり温めたり？　変わらんのとちゃうかなぁ」そして、こうも答えた「もう、ここ3か月、ずっと痛いような感じですわ。酷くもならんし、ましにもならんし……。先週、プライベートでゴルフ行った時はあんまり痛くなかったけどねぇ」

点線部を命題（A）、実線部を命題（B）とする命題（A）（B）は矛盾か反対か？

解　答

体操 1○1 矛盾
解説 （A）は真、（B）は偽。

体操 1○2 矛盾
解説 （A）は真、（B）は偽。
　実際、陽気を高める方法はいろいろあります。関元や気海にお灸しても良いです。人参湯や四逆湯を使って陽気を高めることもできます。

体操 1○3 矛盾
解説 （A）は偽、（B）は真。

「食欲がない」「冷え性」「風邪をひきやすい」。これらそれぞれ具体的にどういう状況かを調べてからでないと「虚弱体質」とは言えません。(B) は、厳密に言えば、偽の部分もあるかもしれませんが、体型と整合性のつく有益な情報です。

体操 ① ○ ④ 反対

解説 (A)、(B) ともに、偽の可能性を否定できません。

　ここで、我々が問題にすべきことは、命題 (A) において、更に確認すべきこととして、入浴、サウナ、カイロを当てる、冷湿布、温湿布など、実際に温めてどうなるかを詳しく問診し、確認する必要があるということです（夏場であれば、クーラーに当たってどうなるか、自動車の運転をする人であれば、車内クーラーの冷気に直接当たってどうかなどを突っ込んで聞いて確認すべき）。

　命題 (B) においても、ゴルフをして痛みを感じないと言いますが、これを運動することで痛みが緩解していたと解釈するか、プライベートのゴルフで楽しい状況だったから痛みを感じずにすんだのか（接待ゴルフで気を使う状況下ではどうなのか）、ただ単に何かに集中している間は痛みを感じないのか、実際に肩を動かし続けてみてどう変化するのか（余計に痛むのか）を確認する必要があります。

　こういった追加問診をしても、「よく分からない」と答えてしまう患者はよくいます。実際、問診事項で「偽」の可能性が高い、あるいは、その可能性がどうしても残る場合は、**体表観察情報**がかなり有力な情報となってきます。

　体表観察能力が優れていればいるほど、患者さん自身が"自覚できていない"症状も見抜くことができます。

　例えば、外邪の侵襲を慢性的に受けている場合や、はるか以前から腰を患っているとか、本人が「こんなもんや」と思い込んでいる症状があることがよくあります。

こちらから「こういう症状が以前からちょくちょく出ていませんでしたか？」という質問で、患者さん本人が忘れていても、再診経過中に思い出したり、家族の方に指摘されて認められるケースもよくあるものです。

第3章

命題の否定はどうすればよい？

どういう病理の時に、どういう経穴を選べばよいのか、この経穴はどういう働きや効能があるのか——など、どのようにして解明されてきたのでしょうか？「例外のない規則はない」なかで、膨大な臨床事実から、ある論理の"技術"によって築き上げられてきたのだと思うのです。

あずき：形式論理学の３つの柱はＯＫ、理解できたよ。
マロン：次は、何が大事になるの？
堀　内：命題の否定です。
きなこ：どうやって否定するか、ですか？
堀　内：そう。命題の否定をしないことには、病理を絞り込むことができません。だから、これ、とても重要です。四診のうちでも、どの情報を重視し、どの情報を捨象するか、という時に必要となりますしね。

1　全称命題と特称命題 （ぜんしょう）（とくしょう）

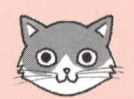

堀　内：例えば、こんな命題があるとしましょうよ。「すべての脾気虚（ひききょ）(※13)は食欲が低下する」とか、「ある脾気虚は食欲があまり低下しない」とか、「すべての脾気虚は胖嫩舌（はんどんぜつ）(※14)にはならない」とか、「ある脾気虚は胖嫩舌になる」。
きなこ：否定と肯定の違いですか？
堀　内：それもありますが……。
マロン："すべて〜"もしくは、"ある〜"から始まる命題？
あずき：それらの組合せ？
堀　内：そうなんです。**「すべての○○は〜だ」、「すべての○○は〜ではない」、「ある○○は〜だ」、「ある○○は〜ではない」**のパターンがありますよ、ということです。

マロン：それぞれ、意味が変わってくる感じやね。
あずき：これが否定の仕方に関係あるの？
堀　内：大ありです。まず、「すべての〜」から始まる命題は「全称命題」というそうです。「ある〜」から始まる命題は「特称命題」。その述語が肯定形であれば「全称肯定文」とか「特称肯定文」と呼ぶらしい。逆に、否定形の場合は「全称否定文」とか「特称否定文」。
マロン：簡単や。
堀　内：そう、簡単でしょ?!

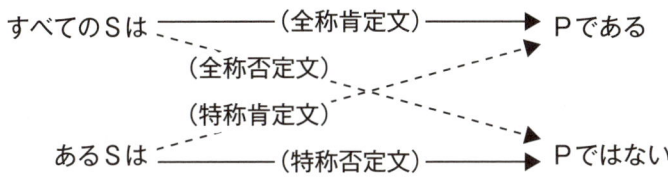

きなこ：なるほど。
堀　内：で、これらを、図に示してみましょうか。まず、「すべてのＳはＰだ」という型の命題の場合です。
あずき：全称肯定文やね！

① 全称肯定文「すべてのＳはＰである」

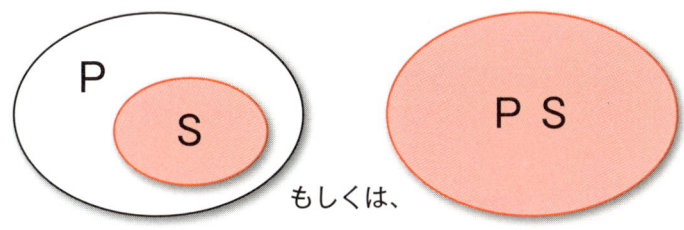

もしくは、

あずき：左側の図は、ＳはＰの「十分条件」であり、ＰはＳの「必要条件」ということ？
堀　内：そうです！　右側の図は、ＳとＰは互いに必要十分条件の関係にあ

33

ることを意味しています。「十分条件・必要条件・必要十分条件」については、あとで詳しく勉強しましょうね。ここでは「ふ〜ん」程度で気楽に聞いてください。

マロン：あっ、そう。要は、**"すべてのS"が、すっぽりPの中に包み込まれている**わけね。

きなこ：なるほど。でも、右側は、SとPが全く一緒っていうこと？

堀　内：そうです。

きなこ：**それも、「すべてのSはPである」に入る**んですか〜？　そうか、入りますね。

マロン：……そうか、なるほどね。

堀　内：はい、次、いきますよ。全称否定文。

② **全称否定文「すべてのSはPではない」**

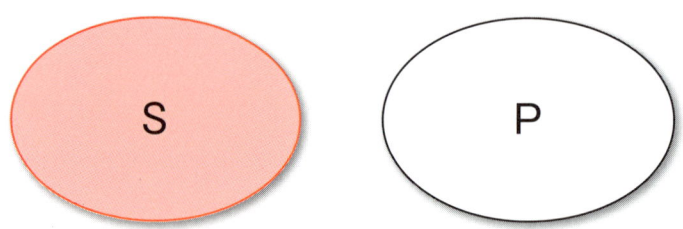

マロン：なるほど。SとPは完全に分離した形になるんやね。

堀　内：そうです、全否定ですから。じゃあ、特称肯定文「あるSはPである」を図にしたらどうなると思いますか？

マロン：3つか？

あずき：いや、4つあるで。え？

③ **特称肯定文「あるSはPである」**

堀　内：そうなんです。次の4つのパターンに分かれます。SとPに入る言葉によって変わってくるらしいんです。斜線部分に注目してくださ

いね。例えば、「ある下痢（S）は脾虚によるもの（P）だ」という命題。

【i】

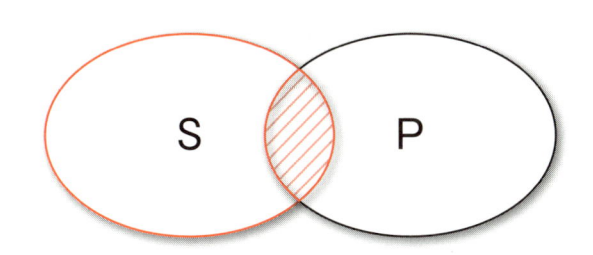

きなこ：そうか、脾虚であって下痢にならないものがあるし、下痢であっても脾虚でないものもあるから、こういう図になるんですね。
堀　内：正解！　じゃあ、「ある排泄物（S）は水様無臭（P）だ」という特称命題の場合は？

【ii】

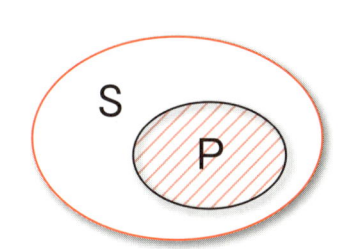

あずき：こうかな？
きなこ：あれ？　さっきと同じ図？
マロン：違う、違う！　さっきとは、SとPが逆になってるわ。
堀　内：そうなんですよ。水様無臭のものは、すべての排泄物の性質のひとつ（一部分）ですから。
マロン：なるほどな。
きなこ：じゃあ、こういう図はどうです？

【ⅲ】

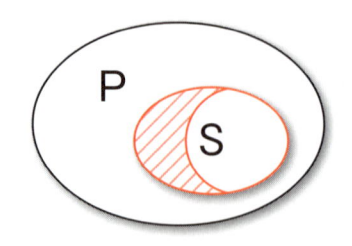

堀　内：これも正解。例えば、「ある腎虚（S）は、正気の弱り（P）だ」という場合。

あずき：ちょっと、待って〜。もともと、すべての腎虚(※15)は正気の弱りの範疇に入ってるんじゃないの？

堀　内：そうですよ。腎虚の全部ではなく、その一部分についてのみ言っていることを示すとこういう図になるんです。

マロン：ああ、だから、こういうことやね。「すべて腎虚は正気の弱りだ」、ということやから、「ある腎虚は正気の弱りだ」、と表現しても、間違いではない。でも、「ある腎虚は正気の弱りではない」とは言えない、ということやね。

堀　内：そうです。「ある腎虚」も、「すべての腎虚」も、正気の弱りです。

あずき：じゃあ、必要十分条件を示す場合でも、その一部分のみを特定して言う場合もOKということかなぁ？

堀　内：そうみたいです。次のような図になりますわ。

【ⅳ】

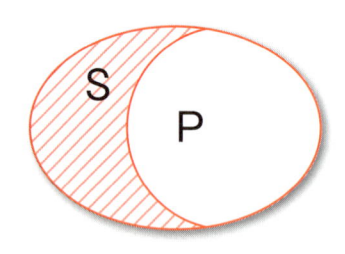

マロン：例えばこういうことやね。「ある腎虚（S）は、腎の臓の機能失

調（P）だ」

あずき：そうか。もともとは、「腎虚（S）イコール　腎の臓の機能失調（P）」で、全称肯定文ですよね。その場合でも、その一部分を示す場合には、こうなるわけ？

堀　内：その通りです。さすが、皆さん、のみこみが早いですねぇ。

マロン：要は、そんなグチャグチャ言わんでも、**全称肯定文から特称肯定文が導き出せる**ということでしょ!?

堀　内：その通りですね。間違えないで欲しいのですけど、特称肯定文でも、【ⅰ】【ⅱ】の場合は、そこから全称肯定文は導き出せませんからね！

きなこ：残るは、特称否定文やね。

④　特称否定文：「あるSはPではない」

堀　内：こういう図になりますわ。

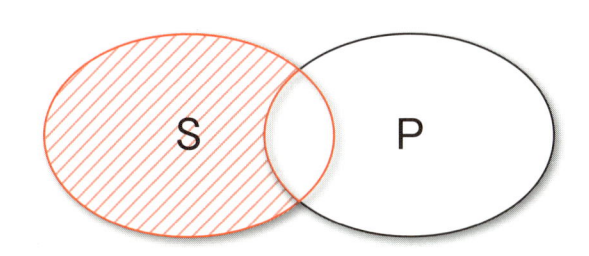

【ⅰ】

あずき：例えば、「ある下痢（S）は、脾虚によるもの（P）ではない」

きなこ：さっきの特称肯定文の〔ⅰ〕の否定形ですよね。

堀　内：そうです。さっきとは斜線部分が変わっていますね。

マロン：なるほど、分かりやすいねぇ。

堀　内：では、こういうパターンは？　「ある排泄物（S）は水様無臭（P）ではない」これを図にしてみてください。

【ⅱ】

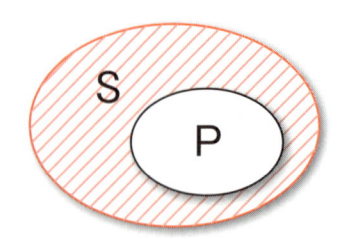

あずき：こうかな？　さっきの特称肯定文の【ⅱ】の否定形やろ？
堀　内：その通り！
マロン：じゃあ、もともとすべてのSがPではない場合は？

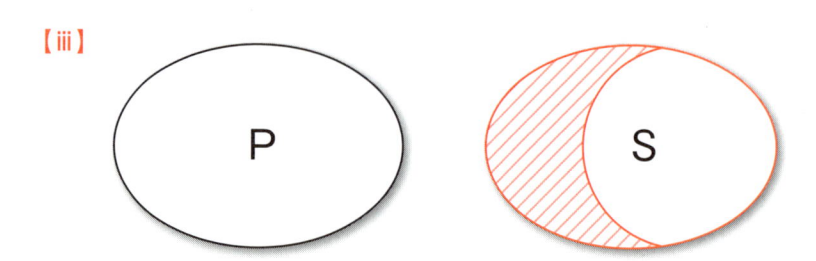

【ⅲ】

堀　内：こういう図です。例文では、「ある腎虚（S）は、実熱（P）ではない」
あずき：もともと、すべての腎虚は実熱(※16)ではないよね。全称否定文と同じやね。それでも、あえて、そのうちの一部分を否定することは「偽」とはならないもんね。
堀　内：そうなんです。だから、論理学では、こういうパターンも考えておくようです。
きなこ：もっと、例文出してくださいよ！
堀　内：はい、じゃあ、全称肯定文の例文ね。例えば、「すべての陽明腑実証(※17)は便秘する」。これを（命題α¹）としといてください。あとで使いましょう。
マロン：その命題の否定、つまり、全称否定文は、「すべての陽明腑実証は

便秘しない」
堀　内：そうです。それを（命題α^2）としましょう。
あずき：じゃあ、特称肯定文の例、挙げてみます！こんなん、どう？「ある瘀血証(※18)は、舌下静脈の怒張が顕著に現われる」
堀　内：いいですねぇ！　それを（命題β^1）としましょうか。
きなこ：その否定の特称否定文は、こうですよね。「ある瘀血証は、舌下静脈の怒張が顕著に現れない」
堀　内：そう。それを、（命題β^2）とします。簡単にアタマの体操をしましょうか。今、挙げてもらった4種類の命題（$\alpha^{1,2}$）（$\beta^{1,2}$）、これらをそれぞれどういうふうにしたら否定できますか？
きなこ：素直に答えていいんですよね？
堀　内：素直が一番です！
きなこ：（命題α^1）を否定するには、「ある陽明腑実証は便秘しない」、
　　　　（命題α^2）を否定するには、「ある陽明腑実証は便秘する」、
　　　　（命題β^1）を否定するには、「すべての瘀血証は舌下静脈の怒張が顕著に現れない」、
　　　　（命題β^2）を否定するには、「すべての瘀血証は舌下静脈の怒張が顕著に現れる」
堀　内：全問正解。ブラボーです。
マロン：明瞭簡潔やね。全称命題と特称命題の言い換え規則ってありそうやね？
きなこ：こうなりますね？

【全称命題と特称命題の言い換え規則】
（1）あるSはPである　⇔　あるPはSである
（2）すべてのSはPではない　⇔　すべてのPはSではない
（3）（すべてのSはPである）ではない　⇔　あるSはPではない
（4）（あるSはPである）ではない　⇔　すべてのSはPではない

堀　内：バッチリです。では、例文も添えてみましょうか。

（1）あるSはPである　⇔　あるPはSである

（例）　ある瘀血気滞はきつい　　　あるきつい痛経は
　　　　痛経（※19）を起こす　　⇔　瘀血気滞である

（2）すべてのSはPではない　⇔　すべてのPはSではない

（例）　すべての陽明気分証（※20）　　すべての寒証は
　　　　は寒証（※21）ではない　⇔　陽明気分証ではない

（3）（すべてのSはPである）ではない　⇔　あるSはPではない

（例）　（すべての大青龍湯証（※22）　ある大青龍湯証は
　　　　は脈浮緊）ではない　　⇔　脈浮緊ではない

（4）（あるSはPである）ではない　⇔　すべてのSはPではない

（例）　（ある陽明腑実証は下痢　　　すべての陽明腑実証は
　　　　である）ではない　　　⇔　下痢ではない

あずき：なるほど。分かりやすいね。ところで、（3）と（4）のパターンは……、これって、**全称命題の否定は特称命題でできて、特称命題の否定は全称命題でできる**っていうことかなぁ？

きなこ：？　ほんまやねぇ！

堀　内：そうなんです。それも鉄則です。

マロン：これもきちんと理解しておかないと、とんでもない考え方をすることになりますよね。

堀　内：そうなんです。例えばね、ある患者さんの脈を診て、「あ、浮いてない。風邪だとしたら、絶対脈浮くはずだし、この患者さん、風邪と違うわ」って判断する人がいると思います。「すべての風邪は、脈が浮く」という全称肯定命題があって、これが絶対的に真だ!!と思い込んでいたら、こういう判断になるかもしれません。でも、実際は、「一般的には風邪の初期、つまり太陽病 (※23) の段階では脈は浮くことが多い」というのが正しいところで、「すべての風邪で〜」とは言えませんよね。

マロン：じゃあ、「ある風邪は脈は浮かない」っていうことではダメなの？

あずき：これは、「すべての風邪は、脈が浮く」という全称肯定命題の否定やね？　特称命題で否定できるということでしたよね。

堀　内：そう、正しいと思います。**臨床でも、「常」と「変」があるでしょ**う。**「常」（一般的な状況、病状）においては、限りなく全称命題が成り立つこともあるでしょうけれども、「変」（特殊例）も往々に付きまとっていますから、ほとんどの場合、特称命題で成り立っていると考えたほうがいい**と思いますよ。

きなこ：つまり、こういうことでしょ？　**風邪を例にとると、必ずしも風邪の症状すべてが揃わなくても、風邪だと言える場合もあるし、１つ２つしか風邪所見がなくても、完全に風邪を否定できない場合もある**、ということですよね。

堀　内：そういうことです。

マロン：そういわれると、何か、迷うなぁ、**否定せなあかん部分があっても否定しきったらこれまたダメかもしれない**？

堀　内：そう、だから、**そこで、十分条件、必要条件、必要十分条件という考え方が重要になってくる**んです。

あずき：**"常"か"変"か、まず見極めないといけない**、ということでしょ？　それを見極めるためにも、必要十分条件……とかなんとかいうのが大事になってくる……。

堀　内：その通りです！　ほんと、その通り！　もうすぐ解説しますから。

マロン：否定の仕方、って難しいけど大事やねぇ。ビシッと否定できる方法ないんかなぁ？
堀　内：ありますよ、「背理法」って聞いたことあります？

2 背理法と帰納法

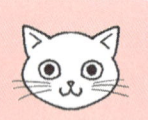

きなこ：さっき、ちょっと言ってたやつですか？　なんとかに背く……？
堀　内：そう、背理法ね、帰謬法ともいいます。"誤謬（まちがい）の謬に帰する法"。

① 背理法（帰謬法）

あずき：難しそうやなぁ……。
堀　内：大丈夫ですよ。要するに、「まずある命題、なんでも良いのですけど、ある命題を前提としますね。その前提を是とした場合、結果として不合理なことが起こるとしましょう。この時、その前提は誤っている」と結論付けてゆく手法です。
マロン：なるほど、「数学は絶対に矛盾を許さない」ということを利用した方法やね？
堀　内：そうです。「最初に仮定した前提と、それを基にして得られた結論が矛盾するではないか！　おかしいぞ！　前提が間違っているのではないのか!?」という風に、最初に立てた前提の命題を否定しにかかる方法です。
あずき：ほ〜っ！　矛盾律とか排中律を使った方法ですか!?
堀　内：そうみたいです。さっきの風邪の例でいくと、ある患者さんが「風邪が治らないよ。1か月も治らないよ」と言って来院して、仮に、「この患者さんは風邪だ」という前提を立てるとしましょう。でも、「こ

の患者さんは実は風邪ではない」ということを証明したい時に、この背理法が使える、というわけです。

マロン：分かった！　例えば、「くしゃみとか鼻水とか、後頭部がこわばって痛いとかっていう症状があって、桂枝湯（※24）とか葛根湯（※25）とかを別の医院で処方されて飲んでいるけれども一向に改善しない。脈も浮いてない、肺俞とか身柱とか外関とか申脈（※26）にも特に反応が出ていない」という情報が引き出せた場合に、「この患者さんは風邪だ」という前提と矛盾してくるから、この前提を否定できるわけか！

きなこ：なるほど〜。でも、くしゃみとか鼻水とか後頭部が痛いとかって、風邪かもしれませんよ〜。

あずき：確かにそうやけど、桂枝湯とか葛根湯飲んでも効果なく、体表所見で風邪独特の反応がない場合に、風邪の可能性はグンと低くなるわなぁ。くしゃみ、鼻水、後頭部の痛みなんて、風邪でなくても十分起こりうるし。

きなこ：肝気逆（※27）とかで水湿が上に持ち上がって、肺気不宣（※28）を起こして鼻水がでたり、くしゃみになったり、ですね。

堀内：そういうことです。これが背理法です。こんな例も挙げておきますね。「ある子供が母親に付き添われて来院しました。母親いわく、『息子がお腹痛い痛いって言いますねん。ただの食べ過ぎと違うんかなぁ？』」と。まず、証明したいことを明らかにしておきます。この場合でしたら、「この腹痛は食い過ぎによるものではない」を（命題α）にしますよ。この命題を証明したい、ということで。次に、「仮定」となる命題として、"非α"を立てます。この場合でしたら、「この腹痛は食い過ぎによるものだ」が仮定になりますね。そこで、"仮定からの結論"を導き出します。「この腹痛は食い過ぎによる食滞だ。しかし、食べ過ぎてから発症していないし、食べると痛みが増すわけでもない。胃俞や中脘周辺にこれといった反応もない。膩苔でもないし……あれれ？　おかしいなぁ??」となってきます。ということで、最終結論として、「命題（非α）は偽だ！　ゆえに、（命題

α）が正しいぞ」となるわけです。

マロン：この考え方って、僕ら普段、何気なくやけど、自分のアタマでしてるよなぁ。

堀　内：そうなんですよ。できる人はちゃんとやってるんですけどね。なかには、突拍子もない論理展開する人いるみたいですよ。正しい結論が出せなかったり、別の"なんでそうなるの!?"っていうような結論に至ったり……。

あずき：この背理法で、古代ギリシャのアリストテレスが「$\sqrt{2}$ が有理数でない」ことを証明することに成功したって、何かで習ったか読んだ記憶あるけどなぁ。

きなこ：高校で習いましたね、そういえば……。

堀　内：13世紀中世ヨーロッパでは、トマス・アクィナスという人が神の存在を証明したことでも有名な方法らしいです。『神学大全』っていう難しい本で、証明してます。まあ、背理法はこの辺で置いといて、「帰納法」をかじってみましょうか。

② 帰納法

きなこ："帰って納まる"って書いてますねぇ、何か大きなものに帰って完全に納まる感じしますね。

堀　内：さすが、すごい感性ですね。実に、そういうことです。「特称命題の前提から、全称命題の帰結を得る"推論"法」だそうです。推論法ですよ。断定や断言はしないことに注目しておいてください。要するに、**帰納法というのは、"個々の事実があったら、そこから一般的原理（結論）を導く推論法"**ということです。

マロン：これって、命題の否定の方法？

堀　内：うぉ！　するどい!!　これ、寄り道です。でも、私たちの臨床の成り立ちを理解する上ではとても重要なので、背理法と並ぶ有名な証明方法の１つとして、紹介しておきます。

あずき：帰納法といえば「演繹法」って聞いたことあるけどなぁ。

きなこ：**帰納と演繹**。セットなんですか？

堀　内：セットと言うか、切り離せないものですね。では、帰納法と演繹法の関係について簡単に補足しておくと……**帰納法は特殊から一般へ**いたります。そして、**演繹法は一般から特殊へとむかいます。帰納法の行き着くところは、実は、演繹法の出発点**です。**演繹法が行われる過程において帰納法が行われます**。両者は密接に関連し合っていて、科学的方法論の骨格をなしているんですよ。

マロン：ぼくらの鍼灸医学の臨床でいうとどういうこと？

堀　内：「虚証(きょしょう)に対しては瀉法をしてはいけない」という前提と、「邪熱(じゃねつ)がきついと陰血(いんけつ)や正気(せいき)を損傷させる」、「邪気を瀉法することがすなわち補法(ほほう)にもなる」という3つの前提があるとすると、これら3つの前提を元に、"仮説"として、あくまで仮説ですよ。「虚証に対しては瀉法したら駄目だけど、邪熱がきつくある場合には、正気の損傷を最低限に抑えるために、邪熱を瀉法すべきかもしれない」と考えたとしましょう。そしたら、「虚証であっても、きつい邪熱を瀉法することで正気を補うことができる」という"仮説"が出てきますよね。この"仮説"は、これまでの一般的前提から特殊な前提に変化したものでしょ。

きなこ：一般から特殊へ行き着いた、ってことですね。

堀　内：そうです。これを演繹といいます。**論理的に正しい推論をしている**わけです。これが、「演繹」。

あずき：**演繹で出てきた命題は、あくまで仮説にしか過ぎないよね、この段階では**……。

堀　内：そう。だから、仮説で終わらせないために、「帰納」が必要になってくるんです。

マロン：つまり、この仮説を一般法則にするために、Aさん、Bさん、Cさん……と1人ずつ、邪熱のきつい虚証の患者さんたちに対し、邪熱を瀉法する治療を施してみて、正気の状態が回復するかどうかを検証していくわけか。

堀　内：そういうことです。この個別検証の過程は帰納法的といえますよね。

そして、この帰納法的検証の結果、先の仮説が成り立てば、仮説が"法則"へと変わりえます。

きなこ：Aさん、Bさん、Cさん……のそれぞれは特殊な個別例なわけですね。で、それら特殊例の積み重ねの結果、仮説にすぎなかったことが一般的な法則へと変わってくる。

堀　内：そう！　でもね、重要なポイントは、**「帰納法がもたらす結論は、正しいとは限らない！　でも、正しいかもしれない」**っていうことなんです！

きなこ：そりゃ、そうでしょうね。さっきの邪熱がきつい虚証の患者さんの例でいくと、いくら邪熱がきついといっても、瀉法のやり方とか程度の問題もあるだろうし、瀉法をかけるタイミングの問題もあるだろうし、瀉法したらダメな場合だって当然あるわけですからね。

堀　内：そうなんですよ。実は、科学（サイエンス）というのは、この「正しいかもしれない」ことを「正しいこと」にすりかえる帰納法（不完全帰納法って言うらしいです）によって発達してきたようです。東洋医学も例外ではありません。**臨床実践から引き出された「正しい」とされる事柄や法則は、ほとんどが、直観と経験と類推の積み重ねから成り立っている、ということです。**これは否定しませんよね？

あずき：そう……でしょうね。単純に「冷えてる所にお灸してみようか〜」という"直観"があって、次に「実際に冷えてる所にお灸して温めてみて良くなった〜」っていう"経験"をして、じゃあ、「冷えには温めると良くなるのかもしれない」っていう"類推"が成り立つわけですもんねぇ。

マロン：そうか、その類推のもとに、また、別のケースで、直観によって「冷えてる所を温めよう！」ってなって、実際お灸なり温補の鍼なりしてみて……という積み重ねやね。

きなこ：そうこうしている間に、臨床例が積もってきて、ある法則が導き出されてくる。「冷えには温めよ」という原則が。

マロン：一応「冷えには温めよ」ですけど、実際、冷えでも清熱(※29)しな

いといけない場合も出てくる……。
あずき：そう、そう。冷えもその病理は虚実とその程度がいろいろですから。
堀　内：そして、その**臨床実践から引き出された"正しい原理"に則って、"仮説"と"演繹的な推理"と"臨床実践"が繰り返される**ことによって、「先の原理が正しい！」ということが"決定的"となってきているわけです。この連鎖の繰り返しですよね。
きなこ：え？　"演繹的な推理"ってどういうこと？
堀　内：いくつかの前提から、はっきり規定された論理的形式のみに頼って結論を導き出す（推理する）ことなんですけど……。分かりやすく言うと、一般的な複数の原理（前提）から、論理の手順──特に三段論法──を踏んで、個々の事実や命題を、形式論理学的に推論する考え方です。一言で言うならば、「論理的な推論」です。さっきやりましたね。
きなこ：やってた、やってた！
堀　内：演繹的推理には、１つの前提から結論が導き出されるもの（直接推理）と、２個以上の前提から結論が導き出されるもの（間接推理といい、三段論法が典型的です）とがあるんですけど、いずれにせよ、**前提がすべて"真"で正しくって、推理が妥当であれば、結論は絶対に真**です！
きなこ：うっ……、難しいっす！
堀　内：ほら、心痛（狭心症とか心筋梗塞とか）の救急時で、心陽虚（※30）の場合に、左右の陽池にお灸据えると心痛が和らいできて楽になる、という実例あるでしょ。「心陽虚の場合には、左右の陽池に熱さの左右差が整うまで左右交互にお灸を据えろ」という正しい命題はどういうふうに出てきたか？を考えてみてください。
あずき：「陽虚は寒証やから、治則治法は温める」ことやね。これは、治療鉄則だけど、これは周知の正しい命題として良いの？
堀　内：そうです。さっき言った、「臨床実践から引き出された"正しい原理"」の１つです。じゃあ、何で"陽池"っていう経穴なの？ってことです。

マロン：これって、藤本和風先生が心痛起こした時に、藤本蓮風先生（以下蓮風先生）がとっさに思いついて助けた方法やろ？

堀　内：そう‼　まず「直観」ですね。でも、その直観は、単なる当てずっぽうではないことが分かってきます。

あずき：実際、きっちり理論付けできるしね。

マロン：基礎理論がしっかり染み付いてるからこそ、とっさの時に天才的にヒラメかはったんやろうかなぁ？

きなこ：当時、すでに『臓腑経絡学』として、蓮風先生は体系的にまとめ上げて咀嚼して自在に使いこなせるようにしてはったわけやし。

堀　内：そう、その体系的な理論を基に考えるとこうなりますね。手少陽三焦経の原穴の陽池、"陽の池"と書くくらいやから、「陽池は陽気にかかわる経穴だろう」（前提①）と類推できます。しかも、手少陽三焦経と表裏関係にある手厥陰心包経は、もろ心の臓とも関係してきます。だから、「三焦経の陽池でも心の臓に大いに影響を与えるはずだ」（前提②）となりますよね。

マロン：そこで、「寒証には温めよ」という治則治法の命題と、今の前提①と前提②。……複数の前提から、「陽池にお灸で温めることで、心気や心の陽気をたかめることができるのではないか？」という類推命題が出てくるわけか、論理的な推論によって。

堀　内：実際、初めて、陽池にお灸してみて、患者さんの心陽が高まって症状が緩解してきたら、"その治療は正解だった、正しかった！"となりますでしょ。そしたら、「陽池のお灸で心気・心陽を高めることができるかもしれない」という"治療原則にかかわる命題"が出てきますね。

きなこ：そうか！

堀　内：今度は、この命題を"前提"として、心気に問題のある別の患者さんで一人ひとり検証されていくわけですよ。これが帰納の段階です。その臨床実践の結果、この治療原則が正しいか、そうでないかが決まっていきます。正しいと決まれば、類推仮定①や②も正しい可能性が高くなってきます。

マロン：さっき"**臨床実践から引き出された「正しい」とされることがらは、ほとんど、直観と経験と類推の積み重ねから成り立ってる**"って言ってたけど、そういうことなんやね。

あずき：なるほどね〜。でも、この「正しいかもしれない」ことを「正しいこと」にすりかえる帰納法は不完全帰納法っていうんでしょ？ さっきそう言ってたね、なんで不完全なんかな？

堀　内：結局、臨床って、サイエンスにおける当該実験に相当すると思うんですけど、臨床結果って、法則が常に成り立つ（真だ）ということを証明しているわけではないですよね。「その法則が成り立ちうる＝真でありうる」ということを証明しているにすぎないんです。

マロン：「100％はありえない！」ということやね？

堀　内：そうです。だから、さっきの心陽虚（しんようきょ）の例でも、陽池のお灸で助けることができる例も多いですけど、100％ではないかもしれない、ということです。

あずき："常（じょう）"と"変（へん）"がある、ということにつながるね。

きなこ：なるほどね〜。自然科学の実験とか、我々東洋医学の臨床もすべて、不完全帰納法やから、「**例外があってもおかしくはない**」ってことですね。

堀　内：そういうことです。

きなこ：完全な帰納法はないんですか？

堀　内：あることはありますけど、数学的な帰納法ですね。「すべての自然数について成り立つ」命題を証明する方法でしかありません。

あずき：学校で習ったような記憶あるね、「自然数１からｎまでの和は、ｎ（ｎ＋１）／２」とかなんとか、っていう帰納的証明。

マロン：でも、ぼくらの臨床は、自然数のみで表せる簡単な数式の次元のものを扱ってないしなぁ。

堀　内：ある場合には「この治則治法（治療方針の法則）と選穴（せんけつ）（どの経穴を選べばよいか）」が有効でも、別の場合にはそれはあまり有効ではなくなる、といったことが多々出てきますよね。でも、この**あまり"有効でない"ものの中から、また新たな"仮説"が演繹　を通**

きなこ：このようにして、東洋医学は進歩発展してきているんですね。
堀　内：この発展進歩の際に、さっきの形式論理学の3本柱の「同一律」の部分（東洋医学が成り立っているバックボーンの思想哲学、及び、気の定義など）が絶対に別のものに入れ替わるということはあってはいけないのです。逆にいえば、**「同一律」の部分がしっかりと守られてきた基盤があるからこそ、発展し続けられる、**ということでもあると思うんですけど。
マロン：なんか、濃い話やったなぁ、でも、**東洋医学の発展進化のベースには、こういう論理がある**っていうことがよく分かるわ。
あずき：不完全な帰納法だからこそ、ず〜っと発展できる、っていうのは納得やわ。

ポイント

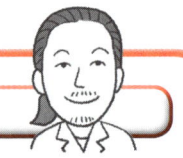

①全称命題と特称命題の違い
②東洋医学の発展のミソ
　実践から理論へ！　その際、演繹と帰納によって普遍法則が導き出され、訂正されたり、付け加えられたりして、発展してゆく。
●演繹と帰納の関係
●「例外のない規則はない」（不完全帰納法）

アタマの体操の時間

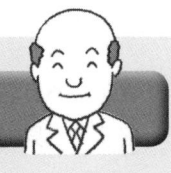

ほくと教授：さあ、第3章で学んだことを使ってアタマを鍛えるよ！ある患者さん（さんしろう君）とよもぎ先生の問診のやり取りだよ。まず、よく読んでみてください。後の設問に答えてね。

さんしろう君：「腰痛いわ〜」
よもぎ先生：「どういう時に痛みきつくなりますか？」
さんしろう君：「……」
よもぎ先生：「冷えたり、逆に温まると変化ありませんか？」
さんしろう君：「冷えたらすぐ痛みがきつくなります、覿面(てきめん)です。温めたら楽になることもあるけど、ならない時もあるかなぁ……」
よもぎ先生：「お風呂につかって温もるとどうですか？」
さんしろう君：「少し楽になることが多いけど、出たらすぐに元に戻ってしまいます」
よもぎ先生：「お天気にも左右されます？　雨とかで？」
さんしろう君：「寒い日は最悪です。あと、雨の日も痛みがきつくなる感じですけど、寒いのよりはマシです」
よもぎ先生：「寒い日の雨天日と、寒い日の晴れた日では痛み方が随分違いますか？」
さんしろう君：「寒い日は雨でも晴れでも痛いです。そんな差は感じません」

体操 ❷ ○ ①

① さんしろう君の会話のなかから、腰痛に関して、全称命題となるものを見つけて、命題として提示してみてください。

第三章　命題の否定はどうすればよい？

51

②さんしろう君の会話の中から、腰痛に関して、特称命題になるものをすべて見つけて、それぞれ命題として提示してみてください。

ほくと教授：どう？　できましたか？　じゃあ、HくんとNさんの会話をこっそり聞いちゃったんだけど、こっそり、アタマの体操に引用させてもらいました。次の問題、解いてみてください。

HくんがNさんに向かって無礼にもこう言いました。
「最近、ハゲてきたなぁ！」
すると、Nさんは、こう切り返しました。
「アホ！　俺は、ハゲてない！　絶対にハゲてない!!」
Hくんは、「君がハゲてることを帰納法的に証明してあげるよ」
N：「……」
H：「髪の毛がゼロ本の人は間違いなくハゲやで……①。いま、髪の毛がα本の人がハゲの時、髪の毛が一本増えて（$\alpha+1$）本になったとしても、悲しいかな、ハゲやで……②。したがって、（数学的）帰納法的に考えるに、髪の毛の本数が何本であれ、みんな例外なくハゲなんや……③。だから、君はハゲてるんだ！……④」
N：「なるほど！　ん？……？？」

体操 2○2

このHくんとNさん、2人の会話に出てくる結論③、④は正しいかどうか見きわめてください。もし、正しくない場合は理由を添えてください。

体操 2○3

第2章と第3章の内容を総合した問題です。

第三章 命題の否定はどうすればよい？

　まず、以下の、なにわ在住主婦3名、細梅（65歳）、曲竹（67歳）、太松（64歳）の会話をよく聴いてください。なお、カッコ内は標準語訳です。

細梅：あの人、女の人やなぁ!?（あの人、女の人だよね？）

曲竹：え〜っ!?　ちゃうやろぉ、兄ちゃんやでぇ。（えー、違うでしょう。お兄さんですよ）

太松：いやぁ、せやろかぁ、髪長いから女やろぉ！①（いや、そうなのでしょうか、髪が長いので女でしょうに！）

曲竹：せやけど、背高いで〜、男やで〜。②（でも、背が高いので、男ですよ）

細梅：最近、背高い、モデルさんみたいなネエチャン、よう居るで〜。③あの人、ネエチャンやでぇ……。ハイヒール履いとるんちゃうか〜。履いてへんなぁ、サンダルや……。（最近、背の高い、モデルさんのようなオネエサン、よく見かけますよね。あの人はオネエサンだと思いますよ。ハイヒールを履いているのではないでしょうか。履いていませんね、サンダルですね）

太松：いや！　こっち向きよった！　ヒゲ伸びてるわ！（あら！こっちを向きましたね、ヒゲが伸びていますわ！）

細梅：男やな！　ほれ、みてみい!!④（男ですね。ほら、私の言った通りでしょう！）

曲竹：(ﾟoﾟ)

細梅：なんや、最近、男か女かよう分からん⑤のん、多いなあ！　男のくせに、女みたいに髪伸ばして、イヤラシイ……。はっきりせぇ！って思うわ。⑥（どうも、最近、男か女かよく分からない人が多いですよね。男なのに女みたいに髪を伸ばして好感が持てませんね。はっきりして！と思いますね）

曲竹：いや……あ……。

53

太松：ほんまやで!!（本当ですよ。）

曲竹：ちょ、ちょっとちょっと！　あれ、堀●さんとこの息子やがな!!（あれ、堀●さんの息子さんですよ！）

細梅：え〜!!　そうなんかいな！　……せやけど、まあ似合とるからええがな！　髪サラサラやなぁ、きれいなぁ。馬のシッポみたいやなぁ!!（えー、そうなんですか！　だけど、まあ似合っているから構わないですよ。髪がサラサラですね、きれいですね。馬の尾のようですね！）

太松：ほんまや。年取ったら、髪あらへんようになんねん⑦さかい、あるうちに伸ばしとかななぁ！　……構へん、構へん！　今時のニイチャンやん。できる時にしとかなアカンねん！（本当ですね。年を取ったら、髪がなくなってしまうのですから、髪があるうちに伸ばしておかないとね！　良いではないですか。今時にお兄さんでしょう。できる時にしておかないといけませんね！）

曲竹：褒めてんのか、けなしてんのんか、分かれへんやん⑧。あんたら、ほんま、言いたい放題やなぁ！（褒めているのか、けなしているのか、分かりませんね。あなたたち、本当に言いたい放題ですね）

〔１〕下線部①と②の命題は真でしょうか？　偽でしょうか？　その理由も簡潔に述べてください。

〔２〕下線部③は全称命題でしょうか？　特称命題でしょうか？

〔３〕オネンサンだと決めつけてた細梅さんの発言④（下線部④）のような命題を何と言うでしょうか？

〔４〕下線部⑤は、形式論理学の３本柱のうちどれに抵触しますか？

〔５〕下線部⑦は、形式論理学の３本柱のうち、どれを無視した命題でしょうか？

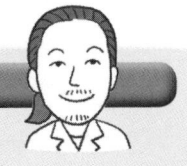

解 答

体操 2○1

① 「すべてのこの腰痛の悪化因子は冷えることである」
② 「この腰痛のある緩解因子は温めることである」、「この腰痛のある悪化因子は雨天日である」

体操 2○2

③はおかしい。なぜならば、ハゲは髪の毛の本数のみで定義できない。
④は正しいかもしれないし、正しくないかもしれない。ハゲというものをどう定義するかによって変わりうる。

解説 このように、一見「自然数」を相手にする問題のように思えるので、数学的帰納法が有効かと思いきや、実は"自然数での定義ができない"命題は数学的帰納法では証明できないのです！

体操 2○3

〔1〕下線部①：偽、下線部②：偽

「髪が長い＝女」ということは、「すべての髪の長い人は女の人だ」という全称命題ということになります。しかし、実際は、「ある髪の長い人は女の人だ」という特称命題が正しいので、「髪が長いから女だ」という命題は偽です。事実、髪の短い女性、髪の長い男性も存在します。

そもそも、髪が長い、という定義は難しいですね。「同一律」を定めるのが難しい命題でもあります。下線部②の命題も、同様に考えると明らかです（次の問題〔2〕の補足解説も参照にしてください）。

補足 （下線部①「髪長いから女やろぉ」、下線部②「背高いで〜、

男やで〜」。

　これらは、我々の場合、**「この患者さん、しんどそうだから気虚だ」**と言っているのと同じようなことです。

　論理学は、真か偽かをはっきり判定を下すためのもの、と言っても良いと思います。我々の臨床において、問診段階で、患者の発言は、「真」か「偽」か、導き出した病因病理は「真」か「偽」か、確からしいと判断した患者の「証」は「真」か「偽」か、選穴処方配穴は「真」か「偽」か、養生指導内容はその時点における患者に対して「真」か「偽」か……常に、真偽判定がつきまといます。

〔2〕特称命題
補足

「特称命題」（「ある○○は〜〜ではない。ある○○は◇◇だ」）は、「すべての○○は〜〜だ」という**「全称命題」**を覆すことのできる命題です。

　下線部②の「背が高い＝男」と"決め付けている"曲竹さんに対して、「あるネエチャンはモデルのように背が高いよ」（この命題は「真」です）と切り出しました。まさに、特称命題です。これにより、全称命題としての「すべての背が高い人は男やで〜」という曲竹さん発言は「偽」であったことになります。

〔3〕矛盾
補足

　「この患者さん、気虚なんだよ。60分ジョギングしてスッキリするんだそうだ。お風呂も20分つかって、その後サウナに入って身体スッキリすると言っているよ。実証だね！」と言っているのと同じです。

〔4〕排中律

補足

　黒か白かはっきりさせる！　灰色は存在しない！という決まりを**「排中律」**といいます。男か女かよく分からない、ではダメ。どちらかはっきり決定しなさい！ということです。そういう意味でも、下線部⑧も同様ですね。

　我々の臨床においては、この患者さんは虚証なの？　実証なの？　どっち??という質問をつきつけられ、「虚でも実でもないんだよ、よく分からないんだよ」は許されないということです。

　実際、臨床では「虚実挟雑」といって、虚証も実証も同時に存在することがあります。しかし、その場、その時点において、虚証がメインなのか、実証がメインなのか、あるいは虚証と実証が同程度あるのかは判断できるものであり、判断して治療すべきです。「虚証なのか実証なのか、どちらでもないかもしれない、ということはありえない」、まさに下線部⑥「はっきりせえ！」というのが排中律です。

〔5〕同一律

補足

　下線部⑦は、全称命題的に「すべての人は年をとると髪がなくなってしまう」と言っているようですが、"髪がなくなる"の定義は髪の本数で定義できそうで難しい問題があることに加え、「年をとる」とは何歳以降なの？というところまで、論理学では意識する、ということになります。下線部⑦は、定義の仕方によって、真かもしれないし偽かもしれない。そういう命題に相当します。

　我々でいうと、「しんどい」とはどういうことか？「気虚」とはどういうことか？ということに相当してきます。

第4章

どっちがどっちにスッポリ入る？

論理的に物事を考え、思考を進めてゆく場合、避けて通ってはいけない部分を本章では学びます。問診で、より有意な情報を得、また、多くの情報群を解析する際に、それらの情報群を整理するための基礎となる部分です。

マロン：さっきも、"論理的な推論"って出てきたでしょ、どういうのが論理的な推論なの？　なんか、分かりやすい鉄則ないの？
堀　内：分かりやすいやつですか？　分かりやすく噛み砕いてみますね。
きなこ：難しい単語使ったらイヤですよ！
堀　内：3つの単語だけ、使いますよ。
きなこ：必要条件、十分条件、必要十分条件？
堀　内：そう！　まず、公式覚えてください。

> **公式**　　α、βを命題とし、α、βは正しいものとする。いま、「αならばβである」（$\alpha \Rightarrow \beta$と記す）。この時、αはβであるための十分条件。βはαであるための必要条件。

きなこ：図にしてくださいよ。
堀　内：このような図になります。

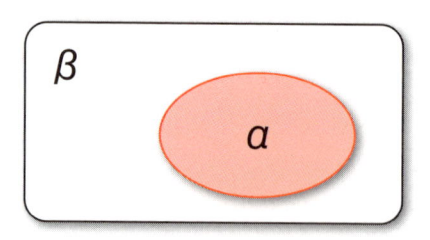

　集合βは集合αを含んでいます。これを、「$\alpha \subseteq \beta$」と表します。
　ただし、この"$\subseteq$"という記号は、αとβが同じであるという意味（後述の必要十分条件に相当します）をも含んでいます。

あずき：αというひと塊が、βっていう大きなひと塊の中に、スッポリ入っているなぁ。

堀　内：そう、つまりαが成り立てば必ずβも成り立つ時、「βはαの必要条件だ」、と言うんです。図にすると分かりやすいでしょ？　こういう図のこと、「ベン図」って言うらしいです。ベン図。

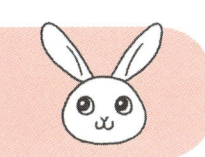

1　必要条件

きなこ：αが存在するには、βという土台が"必要"ってことですね。

堀　内：そうです。言い換えれば、**「βが成り立たなければ、必ずαも成り立たない」**ということですね。

あずき：「非βならば非αだ！」ということですか。

マロン：そうか、じゃあ、それは、こういうことを意味してることにもなるよね、**「αが成り立たなくても、βは成り立つことがあるよ」**

堀　内：さすが、その通りです。

きなこ：アルファとかベータとか、記号だと分かりにくいんですけど。

堀　内：では、たとえ話で解説しますね。いま、βを"家"としましょうか。αはその家の中で所有されている"家具"にたとえてみますね。「αなら、βだ」ということは、「αという家具ならβという家の中にあるよ」ということです。

マロン：β以外の他の家の中に、αという全く同じ家具はないよ、αという家具はβという家のものだぞ」ということやろ？

堀　内：そうです。では、αという家具以外のものは、βという家にはないのか、というと、そんなことはないですよね。

あずき：「α以外の家具も、βという家に所有されているものがあるかもしれないし、ないかもしれない。βという家には、α以外の家具も安置することは可能やで」っと。

堀　内：少なくとも、αという家具が、β（家）よりも小さいサイズのものであれば、β（家）の中で余裕で所有できますよね。α（家具）がβ（家）よりも大きなサイズであってはまずいのです。α（家具）はあくまでβ（家）の内部にすっぽりと収まるものであって、かつ、β（家）の所有物です。β以外の他の家（非β）のものではない、ということです。分かってもらえましたでしょうか？

きなこ：はい。

堀　内：じゃあ、例文出しますね。

　　　　$α^1$：「脈が弱く押し切れ※、入浴などの肉体負荷をかけると倦怠感が増す」

　　　　（※脈が押し切れる、というのは、正気の充実度を診る脈診法である。関上と尺中の脈を強く按圧した状態で寸口部の脈が触知できるか否かを診る方法。正気が充実しておれば押し切れない。詳しくは、藤本蓮風著『胃の気の脈診』を参照）

　　　　$β^1$：「気が虚している（気虚である）」としますよ。「気が虚している（気虚である）」こと（$β^1$）は、「脈力が弱く押し切れ、入浴などの肉体負荷をかけると倦怠感が増す」ということ（$α^1$）の、○○条件ですか？

マロン：必要条件！

堀　内：そうですね！　ゆえに、「気が虚していない（気虚ではない）」（非$β^1$）ならば、「脈力が弱く押し切れたりせず、入浴などの肉体負荷をかけて倦怠感が増すことがない」（非$α^1$）ということになりますね。

あずき：なるほど。もっと例題出してみて〜！

堀　内：じゃあ、これ、どうですか？

　　　　$α^2$「脈が浮き、頭項が強ばり痛み、悪寒する」

　　　　$β^2$「表証（※31）である」としましょう。どちらがどちらの必要条件？

マロン：簡単やん、αとβ、どっちがどっちにすっぽり入るか考えたらええんやろ？　「表証」（$β^2$）は、「脈が浮き、頭項が強ばり痛み、悪寒する」ということ（$α^2$）の必要条件である。

堀　内：正解！　これは言い換えたら、「表証ではない」(非$β^2$)ならば、「脈が浮いたり、頭項が強ばり痛んだり、悪寒したりはしないよ」(非$α^2$)ということです。この命題に関して、更に問題です。非$α$だからといって、非$β$とはいえませんよね。そこで、「非$α$であって、$β$の範疇にすっぽりと入る命題」を考えてみてください。いくつかありますよ。

きなこ：例えば、「身柱や肺兪、風門、外関などに冷えや発汗の反応がある。」とか、「温病の衛分証(※32)の特徴である、脈浮数で普段よりも舌尖部の赤みがきつい」とかも、非$α$であって、なおかつ、$β$の範疇に含まれる命題ではないですか？

堀　内：そうですね、正解です。ベン図で示すと次のようになりますね。

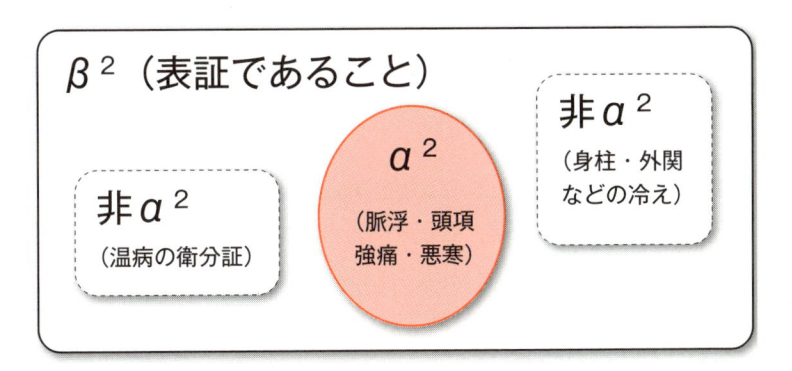

$β^2$（表証であること）
- 非$α^2$（温病の衛分証）
- $α^2$（脈浮・頭項強痛・悪寒）
- 非$α^2$（身柱・外関などの冷え）

マロン：なるほどね。

堀　内：前出のベン図出してください。

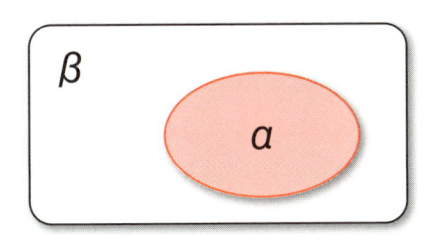

$β$
$α$

2　十分条件

堀　内：αが成り立ったら、それだけで必ずβが成り立つ時……。
あずき：さっきと同じですよ！
堀　内：そう、同じなんです。今度は「α」を主人公にした場合です。「**αはβの十分条件である**」と言います。
マロン：さっきは、「βはαの必要条件」だったね。
堀　内：これも、さっきと同じように、"家"と"家具"のたとえで説明しましょうか。「αという家具は、βという家には丁度良い大きさで邪魔にならない大きさですよ」ということです。もし、αという家具が家βよりも大きく収まりきらないならば、βという家に収めるにはβの広さでは不十分ですね、だからこういう場合は、十分条件にはなれないんです。
あずき：家具が家より大きかったら家に入らない。
堀　内：具体例でいくと、さっきのと同じ命題で考えてみましょうか。「脈が弱く押し切れ、入浴などの肉体負荷をかけると倦怠感が増す」ということ（$α^1$）は「気が虚している（気虚である）」ということ（$β^1$）の十分条件である。
マロン：うん、うん。
きなこ：じゃあ、さっきの「脈が浮き、頭項が強ばり痛み、悪寒する」を（$α^2$）として、「表証である」を（$β^2$）とした場合だったら、「（$α^2$）は（$β^2$）の十分条件」っていうことね？
堀　内：さようでございます。ポイントまとめますよ。

「βがαの必要条件ならば、αはβの十分条件」
「αがβの十分条件ならば、βはαの必要条件」

あずき：結局、αとかβとかあるけど、どっちがどっちにスッポリ入るかイメージしたらええねんな。大きく包み込んでるほうが、必要条件や、コジンマリと包まれているほうが、十分条件や。
堀　内：そういうことです！
きなこ：結構、簡単ですね!!
堀　内：ではでは、αとβが全く一緒の大きさでドンピシャリ重なってたらどうなりますか？

3　必要十分条件

マロン：αとβはイコールや！
堀　内：そうですね。こういう場合、「必要十分条件」と言います！　必要条件でもあり、十分条件でもある条件のことです。
きなこ：「AならばBで、かつ、BならばA」ということですね。
堀　内：そうです。こういう場合、「AをBの必要十分条件といい、BもAの必要十分条件である」と言います。
あずき：AとBが必要十分条件ということは、AとBは全く同じっていうことやろ？
堀　内：そうです。「AとBは同値である」とも言うそうです。要は、AとBは、論理的に同じということです。たとえ、表現が違っていても、論理的に同じことやで〜ということ。「Aと言ったら、即Bですよ！」っていうことですし、「Bだ〜って言うたら即Aだよ！」ということが成り立つわけです。
きなこ：Aからでも、Bからでも、どちらからでも、もう片方を導き出せるということですね。
マロン："きなこ君の奥さんはムチャ美人やね〜"っていう命題があったら、"きなこ君の奥さん"と"ムチャ美人"はイコールやから、"ムチャ

美人といえばきなこ君の奥さんやね〜。"っていう命題も自動的に成り立つわけや。

堀　内："ムチャ美人だ"という範疇の中に、きなこ君の奥さんしか入ってなかったら成り立ちますね。私の奥さんも入りますやん、だから、この例はちょっと違いますね。

マロン：??

堀　内：必要十分条件ではない、というだけですよ。ムチャ美人であることの否定ではないですからね。「きなこ君の奥さんはムチャ美人だ」という命題は真ですから。他にもあてはまる必要条件がありますでしょ？「おしとやかだ〜」とか、「旦那おもいだ〜」とか、「賢妻だ〜」とか。

きなこ：その通りです。

あずき：でも、"美人"とか"おしとやか"とかって、判断する人によって基準が変わるでしょう？　ある人から見たら「美人やわ〜！」って思っても、別の人は「そうでもないやん！」って思う人も居ると思うよ。

堀　内：この場合に重要なことは、「同一律」（あらかじめ定義されていること）との矛盾が絶対にないこと！なんです。

あずき：美人とはどういうことか、その定義付けやね？

堀　内：そうです。最初に「美人とは、整った顔立ちで気品あふれていること」という定義付けをしてから、いろいろ話を進めていかないといけない、ということです。

マロン：その定義付けやったら、やっぱり「きなこ君の奥さんは美人だ」で当たってるね。

堀　内：厳密に言うと、「気品あふれている」とはどういうことか、という同一律も考えないといけませんが、まあ、あまり、この話で長引くと先に進みませんので、次の例題いきますね。瘀血の例でいきましょう。「瘀血が存在すると、細絡（※33）が出たり生理血塊が出たり舌下静脈が怒張したり夜間に固定性の刺すような痛みが増強したり、小腹硬満（※34）する」という文章があったとします。いま、「瘀血が

存在すること」を（β）、「細絡が出たり生理血塊が出たり舌下静脈が怒張したり、瘀斑が現れたり、細絡が出たり、夜間に固定性の刺すような痛みが増強したり、少腹硬満すること」を（α）とします。では、αとβはどういう条件関係？

あずき：お互いに必要十分条件であり、同値である！

堀　内：正解！　じゃあ、こういう場合はどうですか？　「瘀血が存在すると、舌下静脈が怒張する」という命題があるとしますよね。「瘀血が存在すること」を（β）、「舌下静脈が怒張すること」を（α）とすると、αとβはお互いに必要十分条件になると思いますか？

マロン：必要十分条件かと言われると……違うなぁ！

堀　内：そう！　違うんですよ。

あずき：なんで？

マロン：βはαの必要条件であるが、αの十分条件ではない。それに、αはβの十分条件ではあるが、βの必要条件でない。

あずき：そうかぁ！　実際、瘀血が存在していても舌下静脈が怒張しないこともあるしなぁ！　だから"αの十分条件ではない"のか。

きなこ：なるほどー！　じゃあ、『中医症状鑑別診断学』や『中医学基礎』を解釈する場合は、症候に対する病理パターンとその症状などの特徴に関しては、そこに載っている症状すべてが揃わないといけないんですか？

マロン：いや、それはムチャやで〜。全部揃うのって実際ありえる？

堀　内：教科書的に全部揃うことはごく稀です。実際、全部きっちり揃う必要はないですが、でも1つだけの症候だけで必要十分条件を満たしている、とは言い難いでしょうね。

きなこ：北辰会では、3つ以上の症候を証明因子として挙げなさい、と言っているのは、そのためなんですね。

堀　内：そうです！　そりゃ、全部揃って、必要十分条件として、「これでもか〜」ていうくらいに揃いまくるに越したことはないですけど……。実際、『中医症状鑑別診断学』（※35）や『中医学基礎』に出てくる症状群とか体表所見群は"特称命題"として解釈していったほ

うが良いんですよ。その中で、より多く揃っているものが、限りなく、必要十分条件に近づいてくる。その必要十分条件に近づいた病理が複数あったら、それらの病理同士の兼ね合いを考えて、主従を考えて、どれがメインで、どれが後まわしでも良いのか、という治療戦術まで考えていく……これが"論理的な"弁証論治の世界です。

あずき：北辰会方式（※36）は、まさに、これをやろうとしてるわけやね。多面的観察をして、いろんな情報をまず集めて……！

ほくと教授：みんな、すごいね、いいことに気が付いたね〜。ちょっと休憩しなよ。

マロン：先生、シャツ、裏返しに着てますよ！

ほくと教授：あっほんとだ、こうか！

あずき：左右、逆です！

ほくと教授：なんか、わけ分かんなくなってきちゃった。あっ、そうそう。裏とか逆ってねぇ、いいこと教えてあげるよ！

4 逆・裏・対偶

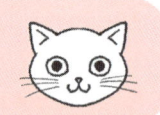

ほくと教授：命題Ｐが「ＡならばＢ」だとするだろ、そしたら、「ＢならばＡ」を、Ｐの「逆」って言うんだよ。

あずき：へぇ。

ほくと教授：そしてねぇ、「ＡでないならばＢではない」を、Ｐの「裏」って言うんだよ。

マロン：へぇ。

ほくと教授：そしてねぇ、「ＢでないならばＡではない」を、Ｐの「対偶」って言うんだよ。

きなこ：対偶って聞いたことあります！

ほくと教授：図にしたらこういう感じかな。

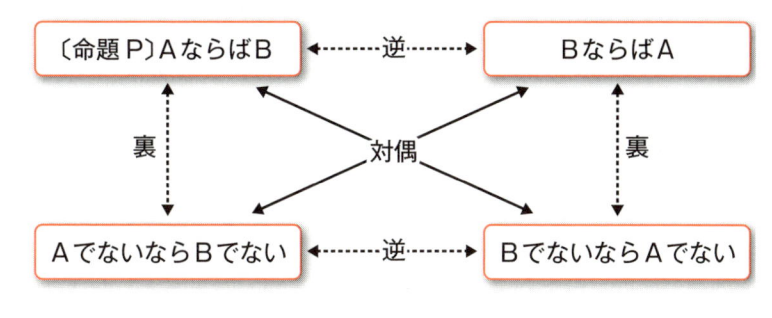

```
                    ←---- 逆 ----→
[命題P] AならばB              BならばA
    ↑ ↖         対偶        ↗ ↑
    裏   ↘              ↙   裏
    ↓     ↘          ↙     ↓
AでないならBでない ←-- 逆 --→ BでないならAでない
```

命題Pが真だったらその対偶は必ず真なんだよ。知ってた？

きなこ：へえ〜。

ほくと教授：でもね、**「対偶」は必ず真でもね、「逆」や「裏」は必ずしも真とはならない**から要注意なんだよ！

マロン：なんか、ピンと来ませんねぇ。

ほくと教授：これはねぇ、命題Pの、AとBがそれぞれ十分条件・必要条件の場合を想定して考えてみると分かりやすいと思うよ〜。堀内先生が例文を挙げてくれたよ。

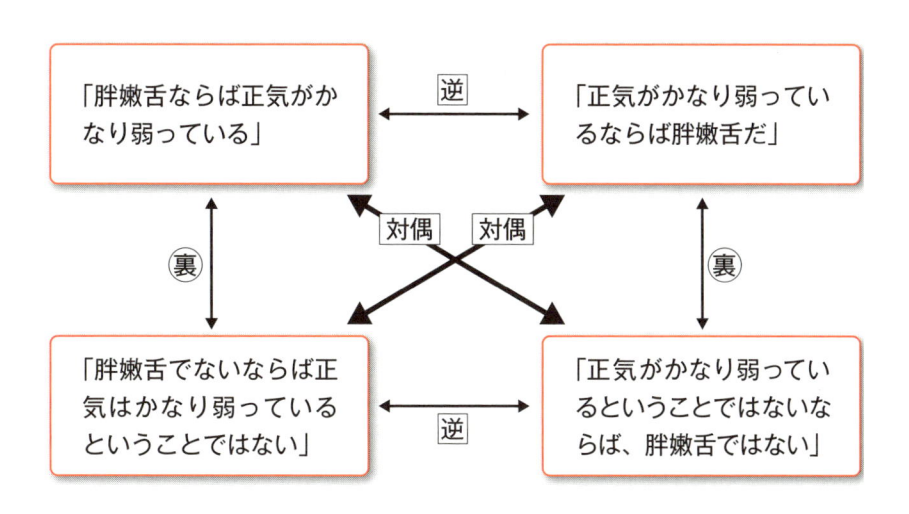

```
                         ←-- 逆 --→
「胖嫩舌ならば正気がか              「正気がかなり弱ってい
なり弱っている」                    るならば胖嫩舌だ」
    ↑ ↖      対偶   対偶      ↗ ↑
    裏   ↘            ↙       裏
    ↓     ↘        ↙         ↓
「胖嫩舌でないならば正気          「正気がかなり弱ってい
はかなり弱っているとい            るということではないな
うことではない」                   らば、胖嫩舌ではない」
                         ←-- 逆 --→
```

堀　内：こんな感じになると思います。どうでしょうか、分かりますでしょ

うか？
マロン：ちなみに、「逆」とか「裏」とか「対偶」の命題はすべて真なの？
堀　内：いえ、真かもしれないし、偽かもしれません。"胖嫩舌ということ"と、"かなり正気が弱っている"ということが、必要十分条件の関係なら、すべて真です。でも、"正気がかなり弱っている"、ということを証明するには、胖嫩舌だけでは証明が弱いですよね。
あずき：他に、脈力が弱く押しきれる、とか、ちょっとした入浴（肉体不可）で肉体疲労がひどく出る、とか……。
堀　内：そう、そういった他の因子も合わさってはじめて、必要十分条件を満たすといえると思いませんか？
マロン：その通りやね。

ポイント

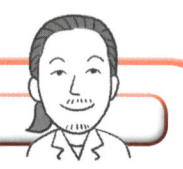

AとBという2つの要素があった場合、
① どちらがどちらにスッポリ包み込まれているのか、あるいは、全然別個のもので接点がないのか、まず、これを見極めよう！
② 包み込んでいる側は、包み込まれている側からみたら「必要条件」。
包み込んでいる側から、包まれている側をみたら「十分条件」。
③ A＝Bなら、AとBはお互いに「必要十分条件」。

アタマの体操の時間

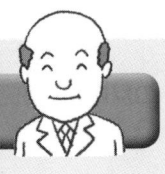

堀　内：ほくと教授、出番です！　お願いします〜!!
ほくと教授：そしたら、今回は、穴埋め問題ですよ。頑張ってください。

体操 3○1　空欄を埋めてください。

命題α：「脈が浮き、頭項が強ばり痛み、悪寒する」、
命題β：「太陽病であること」の時、αはβの（　　1　　）、βはα
　　　　の（　　2　　）である。

体操 3○2　空欄を埋めてください。

命題α：「表証であること」、
命題β：「太陽病であること」の時、αはβの（　　1　　）、βはα
　　　　の（　　2　　）である。

体操 3○3　空欄を埋めてください。

「気の温煦作用(※37)が低下して、四肢が厥冷することがある」（真）
（命題A）：「気の温煦作用が低下すること」、
（命題B）：「四肢が厥冷すること」
命題（A）は、命題（B）の（　　1　　）条件である。
命題（B）は、命題（A）の（　　2　　）条件である。

体操 3○4　空欄を埋めてください。

（予備知識）　実側の豊隆穴を瀉法すると祛痰することができます。

「湿痰邪が存在すると、必ず豊隆穴に実の反応が現れる」という命題
があります。いま、「湿痰邪が存在すること」を（A）、「豊隆穴に実

の反応が現れること」を（B）とした時、

① （A）は（B）の（　１　）条件、（B）は（A）の（　２　）条件である。
② ①から考えて、「湿痰邪が存在すると、必ず豊隆穴に実の反応が現れる」という命題は真か偽か？

体操 3 ○ 5
点線下線部を命題（A）、波線部を命題（B）とする。

> 脾には、統血する機能がある。（出血させない）
> つまり、「脾気が弱ると、統血能力が低下して、出血しやすくなることがある」。よって、「出血しやすい傾向にある人は、すべて脾気が弱っている」

① 命題（A）（B）はそれぞれ正しいか？
② 命題（A）において、「脾気が弱ること」を（α）、「出血しやすくなること」を（β）とする時、（α）は（β）の必要条件、もしくは、十分条件か？

解　答

体操 3 ○ 1　　1、2ともに、必要十分条件。
解説　「脈浮、頭項強痛、悪寒」＝「太陽病」
この2つの命題は、同値であるので、お互いに必要十分条件である。『傷寒論』太陽病篇参照。

体操 3○2　1：必要条件、2：十分条件

体操 3○3　1：必要、2：十分
　解説　温煦が低下すると四肢厥冷したり、腹部が冷えたり、寒がり（畏寒）、腰殿部が冷えたり……、いろいろな冷えの症状が出現する。四肢厥冷は温煦低下の一症状にすぎない。

体操 3○4　①1：必要　2：十分　　②偽

体操 3○5　①　命題（A）は○、命題（B）は×
　解説　「出血」には、肝の疏泄太過、血熱妄行、脾腎両虚も病理の可能性としてある。
②　違う。
　解説　なぜならば、出血しやすくなること（β）は、（α）の範疇内のみならず、「肝の疏泄が太過すること」や「血熱が妄行すること」や「腎が弱ること」という範疇にもまたがっているから。

第5章

こうなって、こうだから、こう！

患者さんの病理を把握するには、多くの情報群から、有意な情報と、そうでない情報を弁別する必要があります。さらには、より有意な情報を得るには何を聞けばよいのか、どういう情報が必要なのか？　それがわかるようになるための思考法の基礎を学びましょう。

1 思考順序の基礎

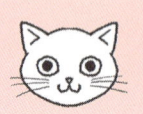

堀　内：どの命題がどこの命題エリアにスッポリ入るかを考えるのって案外難しいでしょう？

マロン：**きっちり全部入りきっているのかどうか**、という問題があるよね？

堀　内：そうなんですよ。実際、そういう問題があるから、これがまた、形式論理学の限界を暗示してるんですけれども、こういう考え方ができていないと、絶対、優柔不断な弁証論治になってしまいますから……。

あずき：**スッポリ入ると考えた場合、どういう思考をしていくか、という訓練をしておいたら、多少、範疇同士がずれ込んでいる場合にでも、論理的に対処できる**、ということでしょ？

堀　内：その通りです。基本は形式論理学で、それも、先程やりましたね。**必要条件、十分条件、必要十分条件**を理解できているかどうか、にかかってきます。

きなこ：基本の基本が、それですね～。

堀　内：我々の場合でしたら、まず前提とする命題として、患者さんの主訴の病理の中で、「この症状の病理のメインは、○○かもしれない」というのがまずあるわけですよ。で、問診情報の中から、この前提命題が、否定されるかもしれないし、裏づけられてほぼ確定されるかもしれない。

あずき：でも、そういうふうに、却下できるか、ほぼ確定できるかは、まずその**問診の情報次第**でしょ？
堀　内：それはそうなんですけど、患者さんに答えてもらった**問診情報をどういうふうに論理的に処理できるかで、大きく結論が変わってくる**んですよ。
マロン：じゃあ、その情報処理の仕方が身に着いていないと、いくら問診でたくさんの情報を得ても、それは単なる"機械的な問診"に終わってしまうってことかな？
きなこ：事務的な問診で終わりがちですよね、結局、いっぱい情報があっても、よくよく後で分析してみたら、余計などうでもよい情報もたくさん混じっていたり、とても有益な情報があるのに、それは見落としていたり……。
堀　内：まさにそうですよね。だから、ここで、"モノの考え方"というか、「思考のプロセスの方法」というものを身に着けておくに越したことはないですよね。
マロン：というか、それ、必要ですよ、絶対。
堀　内：そうなんです。ということで、今からやるのは、かの有名な「三段論法」です。
あずき：有名やね、三段論法。
堀　内：ある前提となる命題があって、その前提から結論を理詰めで導こうとする時に三段論法がよく用いられます。まず、公式から覚えてもらいましょうかね〜。

---

❶　AはBである《大前提という》
↓
❷　BはCである《小前提という》
↓
❸　ゆえに、AはCである《結論という》

あずき：ああ！　これですか!!　AイコールB、BイコールC、ならば、AイコールC！っていうやつや〜。

きなこ：あ〜、はい、はい。まず"こう"あったら、今"こう"やから、"こう"なって、"こう"や！っていうやつね。

堀　内：そう、それです！　最後に出てくる結論は、だいぶ前にやった、"全称〜文"とか"特称〜文"っていう４つの型で出てきます。

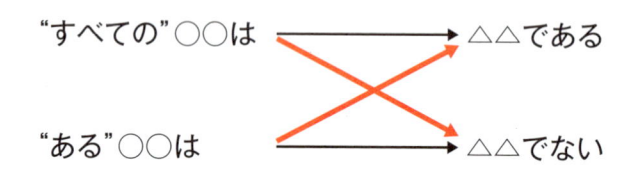

"すべての"○○は　→　△△である

"ある"○○は　→　△△でない

マロン：なるほど、結論では完全否定されたり、部分否定で出てきたり、「完全にそうだ！」という肯定で出てきたり、一部は肯定されたり、ということだね？

堀　内：そうです。最初に考えられた病理のうち、完全に否定して切り捨てても良いものと、可能性としては低いかもしれないけれども残しておいたほうが良いものとが出て来ますよ〜、ということです。

きなこ：なるほどね〜。面白そうですね、三段論法。

堀　内：面白いといえば面白いんですがね……。でも、いろいろあるんですよ。間違いのように見えて実は正しかったり……とか。

あずき：例挙げて解説してほしいな〜。

堀　内：では、大前提として、
「ある痛経（生理痛）持ちの人は気滞血瘀ではない」……①、
小前提として「すべて生理血塊（けっかい）がある人は気滞血瘀である」……②
があったとしましょう。この①と②から次のように結論を出しました。
「ある痛経持ちの人は生理血塊があるということではない」……③
これって、正しいと思いますか？

あずき：え？　もう１回言って〜。

きなこ：っていうか、図にしてくださいよ。

堀　内：じゃあ、ベン図で表してみましょうね。命題①はオレンジ色の枠と一重線枠で表せます。命題②は一重線と点線で表せます。

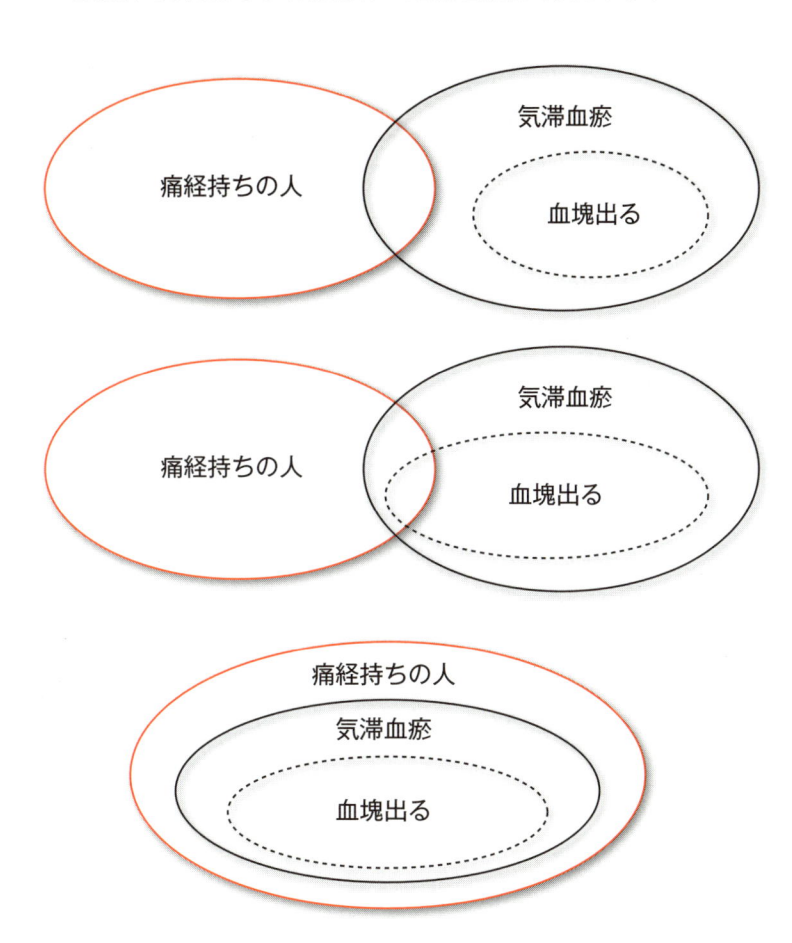

（ベン図：痛経持ちの人／気滞血瘀／血塊出る　3パターン）

あずき：3種類もあるの？　……あっ、でも、そうか～！
堀　内：そう、3種類ありますけど、これらのように図示すると、命題③は真となりますよね。
マロン：え？　でも、これらのベン図、正解なの？
堀　内：実は、これらのベン図は、すべて臨床上誤っています。実際は次のようになります。

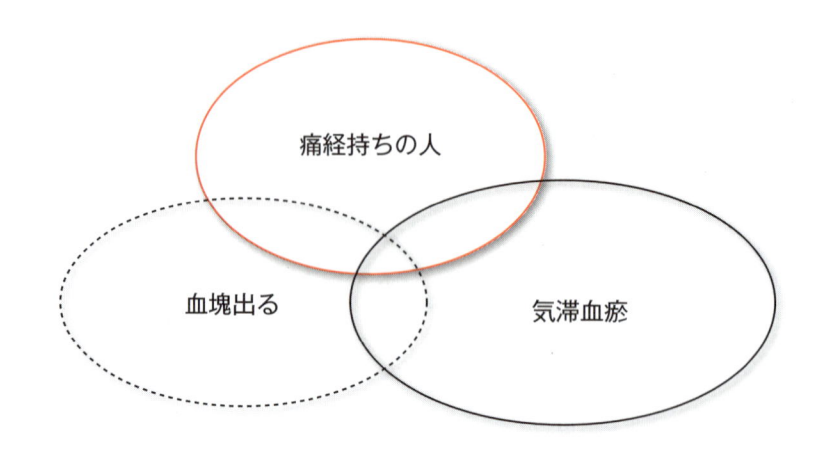

あずき：また、さっきとは全然違う図やなぁ。

堀　内：この図からいえることは、「血塊が出る」というエリアは、「気滞血瘀」の中に完全にすっぽりと入ることはありません。気滞血瘀があるからといって血塊が出るとは限りませんし、逆に、血塊が出るからといって気滞血瘀だとはいえませんよね。血塊が出るということで"瘀血"が存在する、ということは言えますよ。でも、気滞血瘀とは限らないじゃないですか。湿熱血瘀（しつねつけつお）、血虚血瘀（けっきょけつお）、血熱血瘀（けつねつけつお）、寒凝血瘀（かんぎょうけつお）など血瘀にもいろいろありますから。だから、命題②は偽です。

きなこ：そうか……。それに、気滞血瘀の人はすべて痛経があるとも限らないし、痛経があるからといって、すべて気滞血瘀だともいえない……。

マロン：つまり、命題①は真ということだね？

堀　内：そう！　そして、血塊が出るからといって、必ず痛経があるとも限りませんよね！　これ、命題③のことです。痛経があれば必ず血塊が出るとも限りませんしね。こういうことを表したベン図で、臨床上、この図が正しいんです。

あずき：なるほどね、命題①は真。命題②は偽。でも、結論命題③は真になる！

マロン：一見間違った命題をもとに三段論法を展開したら結論まで間違いになりそうやけどなぁ……。そうならない場合もあるのか……。

堀　内：そう、**間違いのように見えて実は正しい三段論法**もあるのです。

きなこ：じゃあ、ひょっとしてその逆のパターン……。**正しいように見えるけど実は間違っている三段論法**もあったりするんですかね？

堀　内：そうなんです、あるんですよ！
「ある痛経は瘀血によるものだ」……❶
「すべての生理血塊は瘀血を示す」……❷
だから、「すべて生理血塊がある人は痛経がある」……❸
これ、どう思いますか？

きなこ：❶と❷は正しいと思うんだけど……。

マロン：僕もそう思う。でも、❸は違うよなぁ！

堀　内：まあ、これらの命題❶❷をベン図で図示してみましょう。皆さんも考えて書いてみてくださいよ。

あずき：よっしゃ、これで、どう？

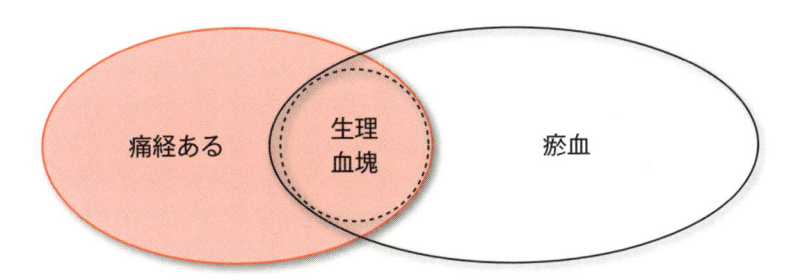

マロン：あれ？　僕はこう書いたで。

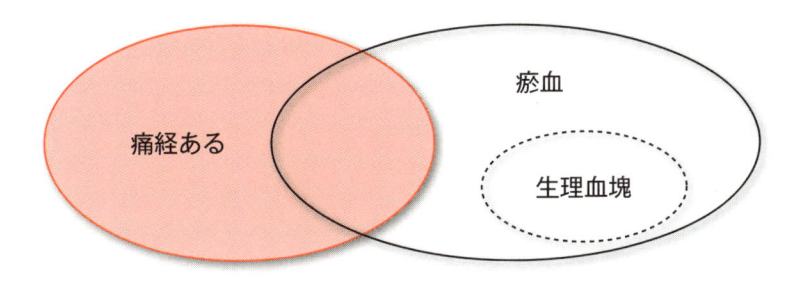

堀　内：あずきも、マロンも、問題文に合致する図です。実は、この問題文には、あるワナがあるんです。「生理血塊」の図をどこに配置させるかで、結論命題が変わってくるんですよ。あずきの図は命題①②を忠実に示しています。そして、結論命題③が導き出せます。マロンの図も命題❶❷を忠実に示しいます。しかし、結論命題❸が次のように変わります。
「すべて生理血塊がある人は痛経がない」

マロン：ほんまやね〜。命題❸とは全く正反対の命題やね。
堀　内：そう、矛盾です。
きなこ：じゃあ、臨床的には、生理血塊の図は、どう配置されるんですか？
マロン：分かった、書き直させて。これでどうかな！

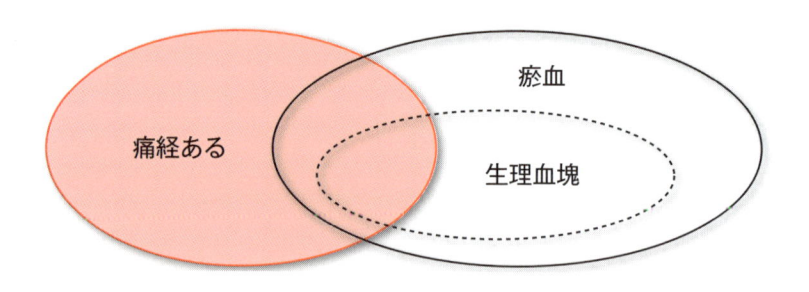

堀　内：そうです、その通り！
あずき：なるほど！
堀　内：「すべて生理血塊がある人は痛経があるとは限らない」、「すべて生理血塊がある人は痛経がないとも限らない」というのが正しい結論命題なのです。
マロン：そうか〜、一見正しいように見えるけど、実は間違っている三段論法もあるんやなぁ！
堀　内：じゃあ、次の例題どうですか？　正しいと思います？
精神的にやる気が起きないことを、「しんどい」と言う……（ⅰ）
「しんどい」は肉体的疲労倦怠のことをいう……（ⅱ）
ゆえに、精神的にやる気が起きないことは、肉体的疲労倦怠のこと

である……（ⅲ）
あずき：なんか、狐にツママレタような……。
マロン：なるほど、**言葉の意味をどう捉えるかで変わる**？
堀　内：さすがですね。「ＡはＢ₁（特殊な意味）である。Ｂ₂（一般的な意味）はＣである。ゆえに、ＡはＣである」という展開をしていることが分かれば良いのです。
きなこ：ここでは、Ｂに相当するのが"しんどい"という言葉ですね？
堀　内：そうです。言葉の意味が曖昧でよく似ている表現の場合に陥りやすい誤りの例です。
マロン：一見、これも正しいように見えるよねぇ……。
あずき：実は間違ってるんやね、気付けなあかんなぁ。**患者さんの訴える言葉、表現の仕方に要注意！** ということやね。
堀　内：**「同一律」をしっかりと確立させた上で、論法に進まないといけないよ、**ということです。
きなこ：なるほど。あんまり、こういうの意識してませんでしたね。アブナイ、アブナイ……。

> **ポイント**

三段論法とは、
　前提が間違っていても正しい結論が出てくるかもしれない。
　前提が合っていても、結論を間違えるかもしれない。
正しい結論を導き出すために、
　① 言葉の同一律の再確認
　② 十分条件と必要条件の関係を間違えない（どちらでもない場合もある＝ベン図に示すと、複雑な図になる場合もある）

　結論は、完全否定か、部分否定か、完全肯定か、部分肯定かの４種類。特に部分肯定や部分否定の場合に、完全肯定したり完全否定に飛躍解釈しないこと。

第五章 こうなって、こうだから、こう！

アタマの体操の時間

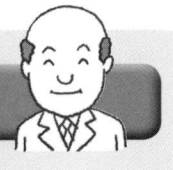

ほとく教授：さぁ!! 頭の体操しますよ～。図を描く用意してから始めてくださいね。

体操 4 ○ 1　次の三段論法の結論命題③は正しいですか？

舌辺部は、臓腑配当では「肝」である……①
舌辺部の無苔は、肝の異常を示している……②
ゆえに、舌辺部が無苔でなければ、肝の異常とはいえない……③

体操 4 ○ 2　次の三段論法の結論命題③は正しいですか？

舌戦(ぜっせん)や眼戦(がんせん)(※38)は「内風(ないふう)」(※39)を示す……①
この患者さんは、舌戦が見受けられない……②
よって、この患者さんの病理は、内風ではない……③

体操 4 ○ 3

難　「AならばBだ」ということは、「AはBに含まれる」ということを表すので、「ベン図」を用いて次のように表します。

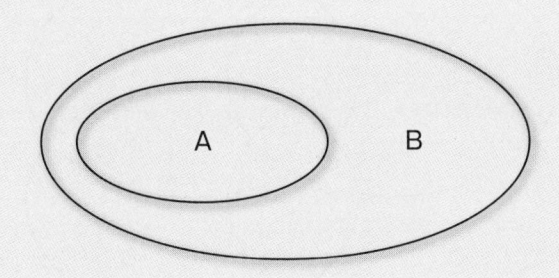

もし、「AならばBの可能性がある」の場合、ベン図で示すと、

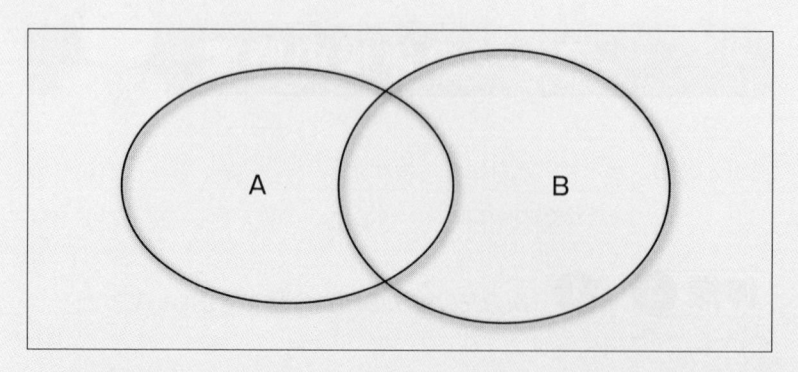

となって、AとBお互いに含まれている所と、含まれていない所がいくつあるかというと、「AではあるがBではない」「Aであり、Bでもある」「AではないがBだ」「AではないしBでもない」の4通りあります。つまり、A、Bの2つの因子（集合）があると、$2^2＝4$通りのエリアが考えられます。

では、A、B、C、Dの4つの集合が重なり合っている場合、ベン図に書き表してみると下図のようになります。しかし、この図は、適切にすべてを表現できていません。「すべて」でない根拠を示してください。

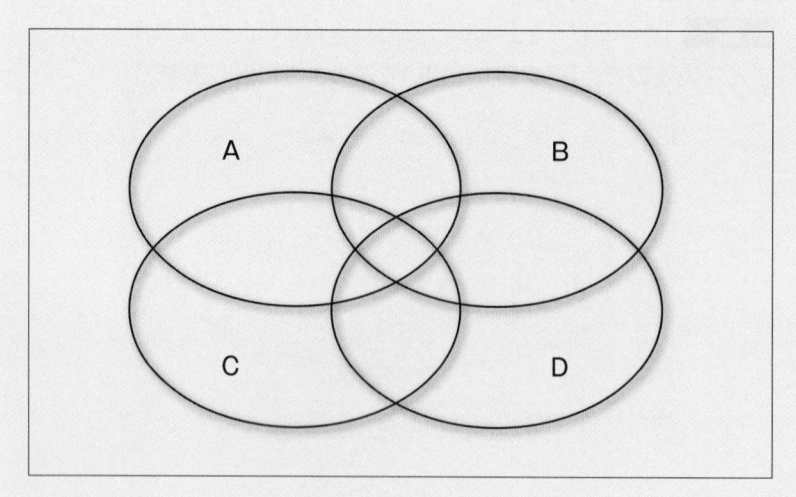

解 答

体操 4 ○ 1 正しくない。

解説

命題① 「舌辺部は臓腑配当では肝である」をベン図に示すと次のようになります。舌辺部は「臓腑配当では肝」であることの十分条件です。他の十分条件としては、「肝兪や太衝に左右差が顕著になる」「腹診で肝相火の緊張が強くなる」「曲泉に冷えの左右差が顕著になる」「蠡溝に熱感が強くなる」など、たくさん十分条件となる範疇があります。

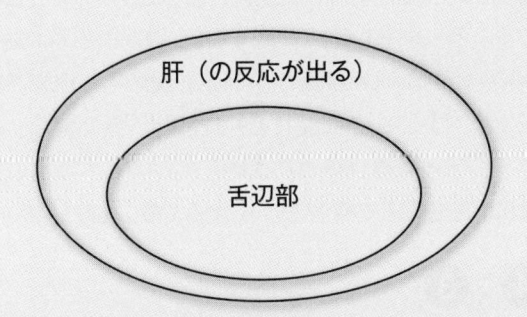

肝（の反応が出る）
舌辺部

これに命題②の「舌辺部の無苔は肝の異常を示している」が加わります。上の図の「舌辺部」の範疇の中に、「無苔であること」や「紅点があること」や「舌腹部の辺縁部が暗紅色が顕著になる」などが含まれているわけです。

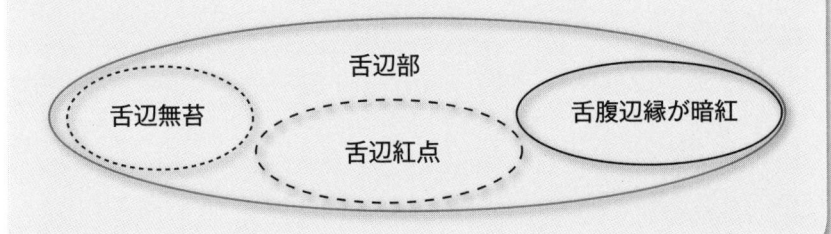

舌辺部
舌辺無苔　舌辺紅点　舌腹辺縁が暗紅

第五章 こうなって、こうだから、こう！

命題②は、真の命題ですが、肝の異常を示す舌所見は他にもあります。つまり、「舌辺部の無苔」ということは「肝の異常を示す」ことの十分条件でしかなく、他にも、「舌辺に紅点が現れる」や「舌腹部の辺縁部が暗紅になる」「舌辺に瘀斑がある」などがその十分条件として臨床上存在するわけです。ですから、「舌辺部が無苔でない」ということから、「肝の異常とはいえない」という結論は間違いです。(「舌辺部が無苔でなくとも、肝の異常であることが十分ありえる」ということがベン図からも読みとれます)

体操 ❹○❷ 正しくない。

解説 内風という範疇には、「舌戦」（舌を口外前方に出した時に小刻みに震えること）や「眼戦」（閉眼すると、瞼が小刻みに震えること）の他にも、「手指震顫」（しんせん）（手や指が小刻みに震えること）、「足の震顫」「頭揺」（ずよう）（頭が小刻みに左右に揺れる）「痙攣」（けいれん）「牙関緊急」（がかんきんきゅう）（歯を強くくいしばり、手を強く握り締めた状態でのけぞるような体勢をとる）という項目が十分条件として存在するからです。

体操 ❹○❸

　A～Dの集合範疇が4つある時、各々に「含まれる」「含まれない」という分け方をすると、全部で、2の4乗、つまり16通りあります。しかし、図のように、区切り範疇の数を数えると、14しかない。つまり、14通りしかなく、2通り足りないから。

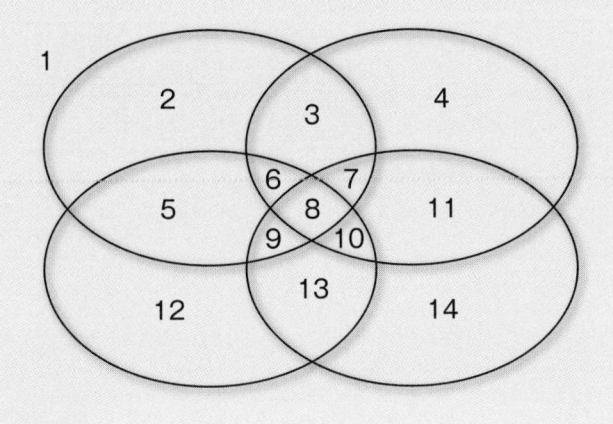

補足

　これは、集合が4つ以上になると、論理をベン図では説明できなくなることを意味しています。<u>集合が3つ以下なら、（形式論理学では）必ずその論理は正しく解けます</u>。

　ちなみに、集合が3つの場合は、下図のようになり、8通りのエリアがあります。2の3乗、つまり8通りです。

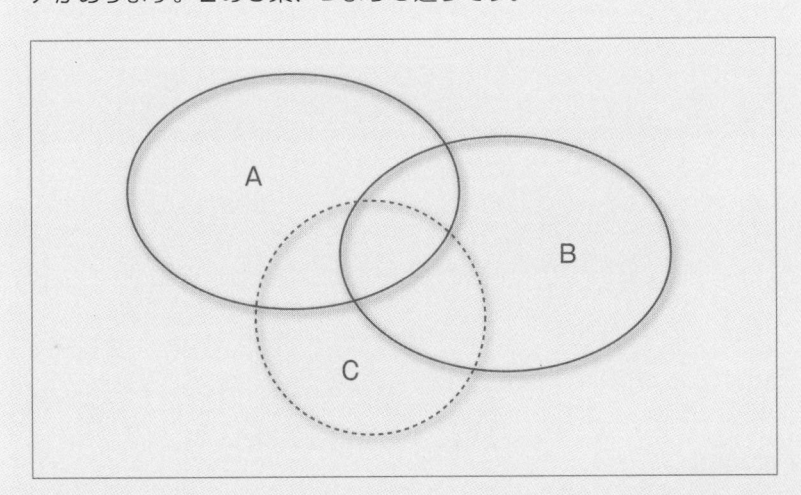

第6章 正しい推論法

> 　私たち臨床家サイドは、三段論法を駆使して色々と"推論"し、患者のより確からしい病理を把握しようと努力しますが、推論の仕方にはルールがあります。誤った推論だけは避けたいものです。

堀　内：先程は、三段論法を学びました。で、その三段論法は、**前提が正しいか誤りかは、その三段論法そのものの真偽とは無関係**でしたよね。**三段論法でのポイントは、「○○ならば△△だ」と考える"その思考方法が正しいのか間違っているのか"**が問題になるんです。

マロン：前提となる命題は、実際にその通りでなくても全然ＯＫ！ということやね。

堀　内：そういうことです。「もし仮にそうだとする**ならば**……」ということです。

あずき：いわば、**仮定**ということね。

堀　内：そう！　その通り、仮定です。そして、その仮定をもとに三段論法を進めていって、出てきた結論が、最初に設定した仮定と矛盾している場合、仮定が偽であるということが言えるわけです。この方法が……。

きなこ：**「背理法」**！

堀　内：正解！　要は、**何か思考する時に、"正しい推論の規則"に従うことが肝心要！**というわけなんです。

あずき：その、正しい推論の規則から外れて思考すると、仮に結果が偶然正しいとしても、それは所詮"まぐれ"か?!

堀　内：そう、まぐれであって正しく考えた結果ではないでしょうね。<u>臨床においては繰り返されるべきことではないですよね。</u>

きなこ：早く、正しい推論の基本を教えてください。

1 推論の基本形

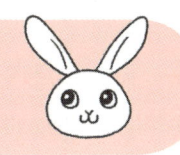

堀　内：簡単なことです、まずこれ、おさらいです。

> 〔1〕　ある命題を、他の命題に言い換える。
> 　　☞　第3章のP.39で学んだ「全称命題と特称命題の言い換え規則」を思い出してください。
>
> **【全称命題と特称命題の言い換え規則】**
> （1）あるSはPである　⇔　あるPはSである
> （2）すべてのSはPではない　⇔　すべてのPはSではない
> （3）（すべてのSはPである）ではない　⇔　あるSはPではない
> （4）（あるSはPである）ではない　⇔　すべてのSはPではない
>
> 〔2〕　2つの前提から、1つの結論を導く。
> 　　☞　「三段論法」のことです。

あずき：さっき、やりましたねぇ。

堀　内：3つ以上の前提から結論を導く形式の推論は、この推論の基本形〔1〕〔2〕を組み合わせて推論してゆけば良いのですよ。

マロン：なんか、難しそうだねぇ。

堀　内：そんなことないです。落ち着いて考えたら、大したことないですから。

きなこ：例題出してください。

堀　内：ある3つの命題を三段論法することによって、**「ホットフラッシュがある人は、上下の陰陽アンバランスが起こっている」**という結論命題Pに帰結した、としましょう。その"ある3つの命題"とは次

にある通りです。

「ホットフラッシュ(※40)が起こる人は、更年期の御婦人である」……①
「更年期の御婦人は、腎虚である」……②
「腎虚があると、上下の陰陽アンバランスが起こる」……③

　　　では、どういう手順で、Pという結論にいたったのか、これを考えてみてください。

きなこ：ええ？　順番にやればいいんですか？
堀　内：まぁ、面倒臭がらずに、やってみてください。
きなこ：①と②より……図で考えましょか。まず、①は、

　　　こんな感じですよね？　更年期の御婦人でなくても、オッチャンとか若い女性でも起こるかもしれないから、少しはみ出す感じになる……。
堀　内：そう、そんな感じで良いと思います。特称命題として解釈しておけば、良いのです。「あるホットフラッシュが起こる人は、更年期の御婦人だ」ということで。では、命題②は？
マロン：「更年期の御婦人は腎虚である」。これって、特称命題で解釈する？　それとも、全称命題？
堀　内：私は、限りなく全称命題に近いから、もう、全称命題にしてしまえば良いと思いますけどね。だって、更年期というのは、生理的にも、一定の腎虚があるわけでしょ。あとは腎虚のレベル、程度の軽重の

問題を言い出したら、更に厳密に区別されないといけないと思いますが、ここでは漠然と「腎虚」と言っているだけですし……。

あずき：すると、「す・べ・て・の・更年期の御婦人は腎虚である」と解釈するわけだ。図に示すとこうなるのかな？

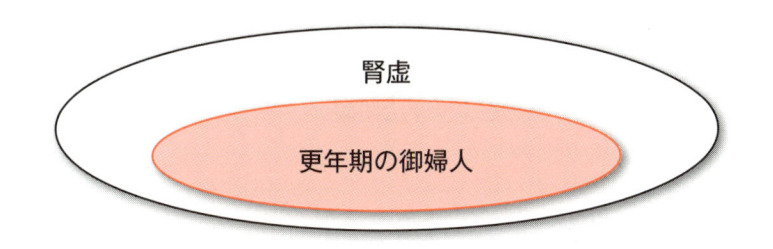

腎虚という範疇に、完全にスッポリ包まれている図にしたよ。

堀　内：そうです。これと、さっきの図を合わせたらいいんですよ。

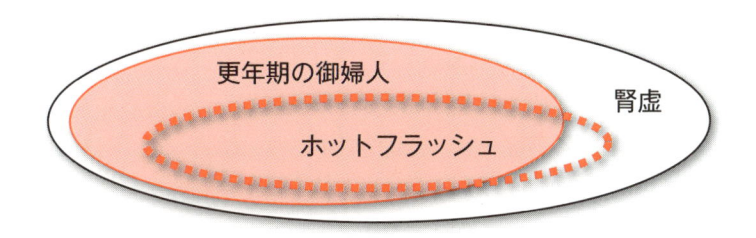

マロン：でも、「ホットフラッシュが起こる人」の図は、腎虚のラインから少しはみ出すことはないの？

堀　内：実際はあるかもしれません。腎虚でなくともホットフラッシュが起こる可能性は絶対にないとはいえません。でも普通は、更年期に圧倒的に多い症状ですよね。だから、「ホットフラッシュが起こる人」という図が、そのほとんどが、「腎虚」の中に入っていると思うのです。限りなく全称命題に近い感じで捉えて問題ないと思います。

あずき：そうか、じゃあ、「腎虚」という範疇に「ホットフラッシュが起こ

　　　　る人」の図が完全に入っていると考えても特に大きな差し支えはないと。ただ、少しだけ、はみ出しているカモシレナイよ、ということやね？
堀　内：そうです。ここでは、そう考えておいてください。
きなこ：ということで、①②より、導き出される命題は、「ホットフラッシュが起こる人は、腎虚である」……④、これを④としとくか。
あずき：次に、③と④より、③は何やったっけ？
マロン：③は、「腎虚があると、上下の陰陽アンバランスが起こる」

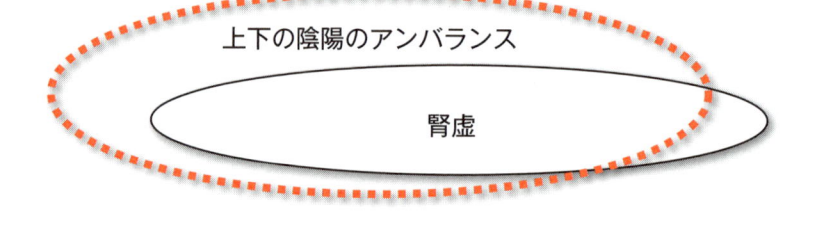

　　　　　　　　　　上下の陰陽のアンバランス
　　　　　　　　　　　　　　腎虚

堀　内：そうです。これも、「腎虚」が、少しはみだしているくらいで、「上下の陰陽アンバランス」にほぼ包み込まれている図になると思います。いわゆる下虚上実、腎虚で下焦（※41）が弱って、相対的であれ絶対的であれ、程度の差はあれど、上焦にも問題が起こってくることが多いと思いますので、こうしておきましょう。
きなこ：となると、④で、ホットフラッシュが起こる人は「腎虚」にほぼ包み込まれているんだから、当然「上下の陰陽アンバランス」にも包み込まれてますよね。

```
         更年期の御婦人
              ホットフラッシュ      腎虚

        上下の陰陽のアンバランス
```

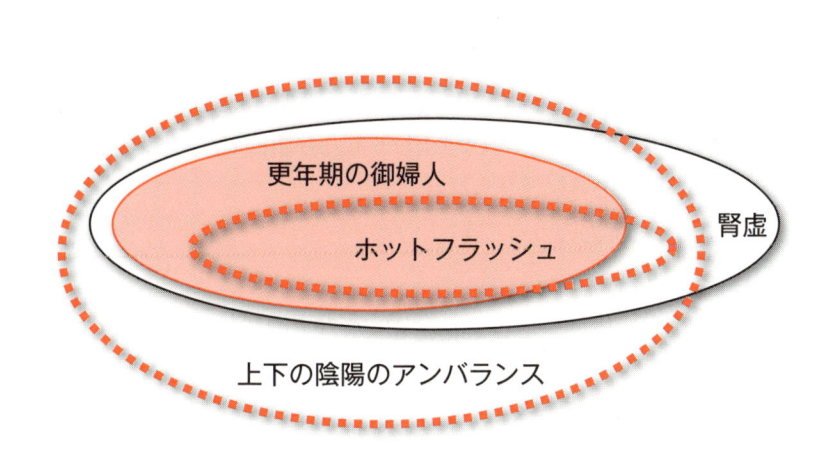

堀　内：そう、そういうことになりますね。
あずき：すると、どうなるのかな？「ホットフラッシュが起こる人は、上下の陰陽アンバランスが起こっている」……かな？
マロン：おっ!?　それ、結論Pや！
きなこ：ほんとですねぇ。
堀　内：三段論法する時に、前提となる命題が全称命題か特称命題か、をまず考えます。その時に、「言い換え規則」がありましたでしょ?!　特に、全称否定文とか特称否定文とかの……、言い換えて、考えやすい命題に変えてから、三段論法に入るといいですよ。あとは、図を描く時に、"はみ出させる"か、"スッポリ包み込む"か、はみ出す場合でも、"どこまではみ出させるか"で微妙に結論が変わってくるかもしれませんけど、「大方(おおかた)こうだろう、こういう場合が多いよ」という方を、図にしてもらったら、トンチンカンな結論にはならない、と思うんですけどね。
あずき：こういう思考手順って大事やと思うわ。
堀　内：結構、何気なしに皆さんちゃんとこういう思考手順を頭のなかでやっていること多いと思うんですよ。
きなこ：いや〜、いちいち頭の中で図描いたりはしてませんよ。
堀　内：そりゃ、そうでしょう。でも、なんとなく、「こうやから、こうなって、こうなって……」で、「こうだ！」っていう風に、順番に考

第六章　正しい推論法

97

えて、「あなた、いまのそれ、おかしい！」とか、「その通りだね！」って判断を下していると思うんですよ。違いますか？

マロン：きっちり考えてる、というより、なんか直観でタマタマ合ってた、ということも多いと思うなぁ。

堀　内：「直観」も実力のうちです。

きなこ：初耳ですわ！

マロン：こうやって、きっちり、「こういう思考手順が必要なんですよ」、っていう部分を意識できるだけでも、大分「思考力」とか「推測力」とか「判断力」が変わってくると思うけどなぁ。

きなこ：いかに「推論」するかって大事ですよね。

堀　内：では、正しい推論の規則を紹介しますね。超重要な内容です。まずは、1つ目。

2 前件肯定式

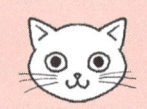

【 正しい推論の規則①】
前提を正しいと認めることによって、結論を正しいと認める「前件肯定式」。

　　　AならばBである。いま、Aである。ゆえにBだ。

マロン：前件肯定式？　前件が肯定される、っていう意味ですかね？

堀　内：そうです。この「AならばBだ。いま、Aだ」ということは、十分条件であるAを肯定していますよね。

きなこ："前件"ってどういう意味？

堀　内：実は、日本語の"ならば"という語はややこしい問題を孕んでいる

んですけど、ここでは、「ＡはＢの十分条件を満たし、ＢはＡの必要条件を満たしている」としましょうね。そして、**「ＡならばＢ」という条件文（命題）の場合、Ａを「前件」、Ｂを「後件」**といいます。

きなこ："Ａならば〜"、のＡが前件ね！　了解。

堀　内：そう。こういう命題の形式を**「前件肯定式」**といいます。**前件肯定式の場合は、必ず、論理的に正しい結論を導いていける**そうです。

あずき：じゃあ、もし、「後件肯定式」だったらどうなの？

堀　内：「ＡならばＢだ。いま、Ｂだ」となります。この場合、「後件」、つまり、必要条件の部分のＢが肯定されたからといって、その十分条件のＡが必ず真になりますか？

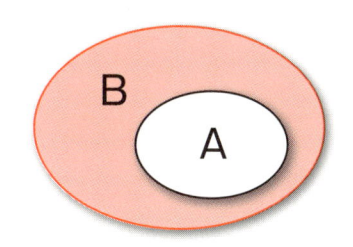

あずき：……いや、ならない！　ＡでなくてもＢの範疇（エリア）に含まれているものもあるからね！

マロン：……というか、"真だとは限らない"、真かもしれないね！

堀　内：そうなんです。後件肯定式の三段論法の場合、特に要注意です。

きなこ：例題出してくださいよ。

堀　内：では、これ、考えてみてください。
　　　　顔面が赤い人は、八綱でいうところの熱傾向にある……①
　　　　あなたは、顔が真っ赤だ……②
　　　　ゆえに、あなたは、八綱でいうところの熱傾向だ……③

きなこ：命題①をベン図で表すと……。

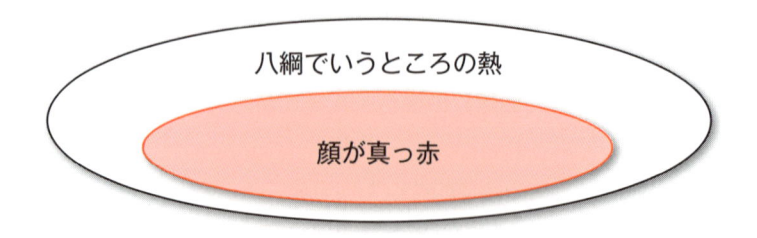

```
        ╭─────────────────────────────╮
       ╱     八綱でいうところの熱        ╲
      │   ╭─────────────╮              │
      │   │  顔が真っ赤   │              │
      │   ╰─────────────╯              │
       ╲_____╱
```

堀　内：そうですね。では、命題②は？
あずき：こうかな？

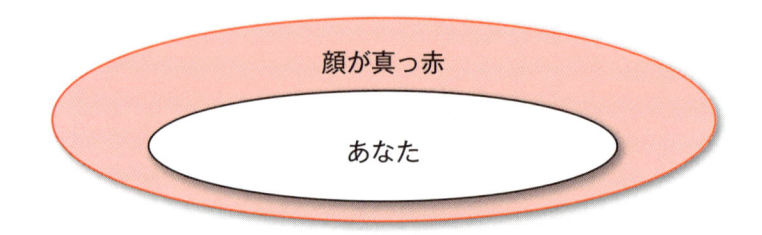

```
     ╭───────────────────────────────╮
    ╱          顔が真っ赤              ╲
   │      ╭─────────────╮              │
   │      │   あなた      │              │
   │      ╰─────────────╯              │
    ╲_____╱
```

堀　内：そうですよね。ではこれら2つを合わせてみてください。
マロン：こういう図になるで。

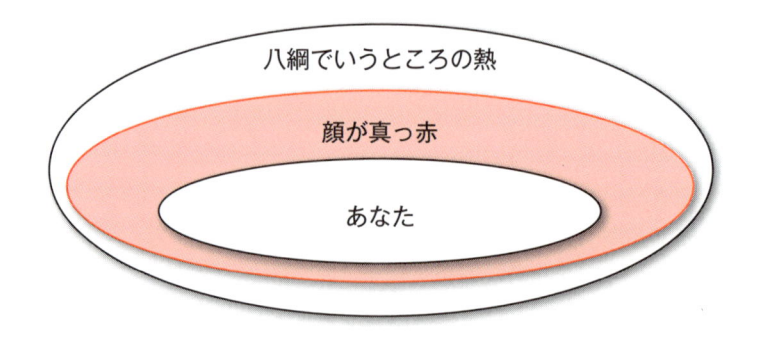

```
   ╭─────────────────────────────────╮
  ╱       八綱でいうところの熱           ╲
 │   ╭─────────────────────────╮       │
 │   │       顔が真っ赤           │       │
 │   │   ╭─────────────╮         │       │
 │   │   │   あなた      │         │       │
 │   │   ╰─────────────╯         │       │
 │   ╰─────────────────────────╯       │
  ╲_____╱
```

堀　内：はい、そうですよね。

きなこ：「あなた」が「八綱でいうところの熱」の十分条件になってるから、前件肯定式やね。だから、命題③は正しい！

堀　内：その通りです。では、この問題は？
　　　　顔面が赤い人は、八綱でいうところの熱傾向にある……①
　　　　あなたは、八綱でいうところの熱傾向だ……②
　　　　ゆえに、あなたは、顔が赤い……③

あずき：この三段論法は、後件肯定式ですよね?!

きなこ：順番に考えようよ。まず命題①をベン図にして……。

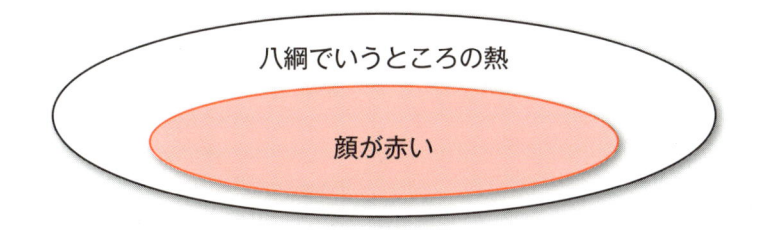

堀　内：そうです。命題②はどうなります？

あずき：こうなると思いますが。

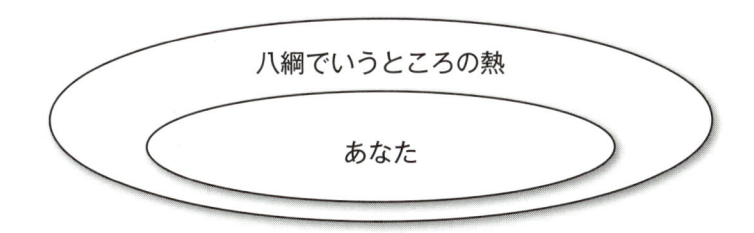

堀　内：そうですよね。ここで気付きませんか？　結論命題③はどうですか？

マロン：そうか！　命題①と命題②を合わせると……。

八綱でいうところの熱

顔が赤い　　あなた

あるいは……

八綱でいうところの熱

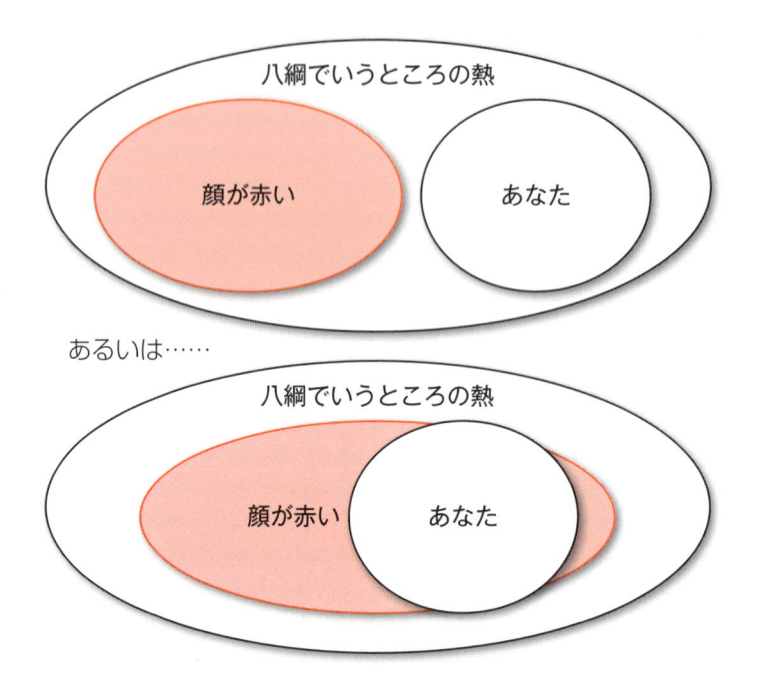

顔が赤い　　あなた

　「あなた」というエリアが、「顔が赤い」にリンクするかもしれないし、全くしていないかもしれない可能性が出てくる！

きなこ：うぅ……、命題③の「あなたは、顔が赤い」は、正しいかもしれないし、誤りかもしれない、ということですか?!

あずき：……そうかぁ、顔が赤くなくとも、八綱でいう熱傾向の人はいくらでも居るし……。

堀　内：そういうことです。十分条件がいくつかあって、必要条件が肯定されたからといって、**その中の十分条件すべてが肯定されるわけでは必ずしもない**ですからね。もし、すべての十分条件が肯定されるとすれば、それは……。

マロン：「必要十分条件」であり、「Ａ＝Ｂ」という図式ということやね？

堀　内：その通りです。では、もう1つの「正しい推論の規則」を紹介しておきますね。

3 後件否定式

あずき：今度は、否定形だね。後の方を否定するっていうことかな？

堀　内：その通りです。「AならばBだ」の後のBを否定する形式、この命題の形式を**「後件否定式」**といいます。**後件否定式とは、必要条件を否定する形です。必要条件（B）が否定されれば、その中のいかなる十分条件（A）も否定されます**よね、ね!?

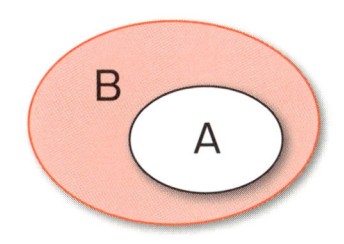

Aが否定されて消去されても、その土台としてのBは残る。

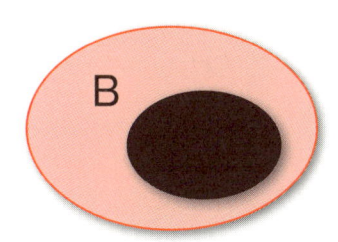

でも、Aが存在するために必要なBが否定されて消滅すると、Aは存在できなくなる（Bに内包されている、A以外の要素もすべて否定されることになる）。

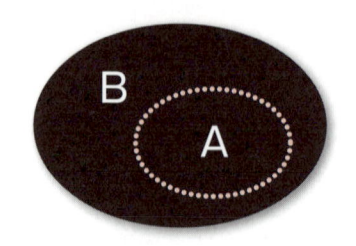

きなこ：そうですね。

堀　内：**後件否定式は、必ず論理的に正しい結論を導き出してくれます。**逆に、「前件否定式」はどうなると思います？

マロン：「AならばBだ」の前件であるAが否定されたからといって、Bも否定できるかどうか？

堀　内：そう、**十分条件が否定されたからといって、その必要条件まで否定できるとは限りません**よね！

マロン：十分条件すべてが否定されれば、当然、必要条件も否定されうることはあるやろうけどもなぁ。

堀　内：そうなんですよ。つまり、**前件否定式から導かれる結論は、誤った結論を導く可能性が大いにある**ということです。次の例題、考えてみてください。「肝鬱化火（※42）証ならば、これこれしかじかの症状がある。いま、あなたに、これこれしかじかの症状がない。ゆえに、あなたは、肝鬱化火証ではない」これって、正しいと思います？

あずき：これは、正しい！

きなこ：後件否定式ですよね。

堀　内：そう、正しいんです。後件否定式ですから。じゃあ、これは？「肝鬱化火証ならば、これこれしかじかの症状がある。いま、あなたは、肝鬱化火証ではない。ゆえに、あなたは、これこれしかじかの症状がない」

あずき：これは、誤診の可能性出てくるで。

マロン：そうやなぁ、何をもって、「肝鬱化火ではない」といえるのか、が問題やね。

堀　内：そう！　仮に肝鬱化火ではないにしても、「これこれしかじかの症状」のうち、いくつかはあるかもしれません。本当になければ、肝鬱化火証ではない可能性が高くなるんですけど……。
きなこ：そうか〜。なるほど！
あずき：間違った思考のパターンまとめてくれませんか？
堀　内：間違った推論パターンねぇ。どんなのがあると思いますか？
マロン：例えば、「AならばBだ。いま、Bだ。だからAだ」
堀　内：そう、そういうの間違いです。「後件肯定式」でしょ、必要条件を肯定できたからと言って、Aという十分条件が成り立つとは限りませんよね、A以外の十分条件だって、存在しうるわけで、AでなくてもBは成り立ちうるわけですからね。他には？
あずき：「AならばBだ。いまBだ。だから、Aではない」
堀　内：それも間違いの典型例です。これも、「後件肯定式」ですけど、今度は、Aという十分条件をなぜ否定できるのか！ってことですね。ベン図で考えると分かりやすいと思いますね。

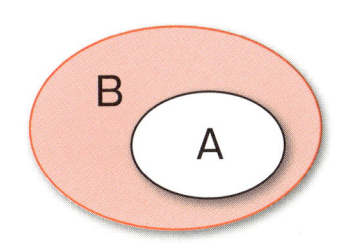

Bを肯定するなら、そのBに内包されているAを否定することはできませんよね。Aかもしれないんですからね。
きなこ：じゃあ、これも、間違いでしょ？　「AならばBだ。いま、Aではない。だから、Bだ」
堀　内：そうです、間違いです。「前件否定式」ですね。十分条件が否定できるからと言って、即、その必要条件が成り立つというのもおかしな話ですよね。

あずき：「Aではない」ということは、Aが内包されているBの外に存在する要素を指している場合だと、Bは否定されるし、Bを肯定することはできないよね。

堀　内：その通りです。そして、「Aではない」にしても、A以外の十分条件が肯定されれば、その時には、Bだという結論が出てくるかもしれませんがね。でも、強引に、というか、短絡的に、「A（十分条件）ではないからB（必要条件）だよ」、とはできません。他にないですか？

マロン：「AならばBだ。いま、Aではない。だから、Bではない」も間違いやろ？

堀　内：そう、間違いです。これも、「前件否定式」ですね。A以外の十分条件が成り立てば、その時点で、その必要条件のBが成り立ちますからね。

あずき：要するに、**正しい推論としては、「前件肯定」「後件否定」の２つ。**

きなこ：「前がOKやったら後ろもOK！」「後ろが嘘なら前も嘘！」って覚えときます。

マロン：そうか、そうか。なるほど。「前が○」と「後ろが×」の２つのパターンが正しい推論の鉄則ね。

堀　内：例題で確認してみましょう。
「ひどい気虚である（A）。ひどい気虚に対しては補法するのが健全な方法だ（B）。この患者はひどい気虚を起こしている（A）。だから、この患者には補法をするのが健全な方法だ（B）」これ、正しいと思いますか？

きなこ：正しいでしょう！「前がOKで後ろもOK！」

堀　内：正解！　じゃ、これは？
「ひどい気虚である（A）。ひどい気虚に対しては補法するのが健全な方法だ（B）。この患者には補法をするのが健全な方法とはいえない。（Bではない）。だから、この患者はひどい気虚を起こしていない。（Aではない）」

きなこ：ぅん!?　正しいです。「後ろ嘘なら前も嘘！」やから……。でも、

なんか、シックリせんなぁ……。

堀　内：正解です。これらの例題2つとも正しい推論です。ただ、2つめの例題はね、臨床においては、例えば、ある患者さんに対して、補法のみを継続して治療してみたけども、どうも経過がよろしくない場合に、「補法をするのは健全な方法とはいえない」と言えるのであって、そこではじめて、「Ａではない」という推論（結論）が導き出せるわけです。

マロン：う〜ん、どっちも正しいというのは理解できるんやけどなぁ……。

堀　内：そう、なんか、後味悪いでしょ？　推論としてはどちらの場合も正しいんですけど、でも、どちらの方が説得力があるか、だと思うんです。

あずき：ある命題が正しい（真だ）ということを証明するためには、どうしても、「正しい推論の規則①」（前件肯定式：**ＡならばＢである。いま、Ａである。ゆえにＢだ**）のほうが確実で、有無を言わせぬものがあるなぁ！

マロン：僕もそう思うな！

きなこ：「正しい推論の規則①」っていうたら、「前がＯＫやったら後もＯＫ！」の方……ですよね！

堀　内：そういうことです。「前件肯定式」ですね。「**ＡならばＢである。いま、Ａである。ゆえにＢだ**」という鉄則ですね。だから、臨床において、診断とか、その治療が適切かそうでないか、ということを考える時は、「正しい推論の規則①」をメインにして、「正しい推論の規則②」も取り入れつつ判断していったら良いと思いますよ。

マロン：なんか、むっちゃ、アタマの回転、速くなってきたような気するわ。

あずき：ほんまや、何か、むっちゃややこしい問題とかないの？　今やったらできそうな気すんねんけど！

堀　内：じゃあ、チャレンジ問題あるんですけどやってみますか？

あずき：やっぱり、軽めの問題にしといて。

堀　内：次の推論を三段論法の複合ととらえて、どういう論法から結論④に至ったのか、説明してくださいね。

あずき：面白そう！
堀　内：いきますよ〜。
　　　　気虚があると、脈力が弱く感じる…①
　　　　脈力が弱く感じるのは、邪実がきつ過ぎて起こる現象である…②
　　　　ある"腫れて硬結の反応を呈する"穴所は、気虚を示している…③
　　　　ゆえに、ある邪実がきつ過ぎる穴所は、"腫れて硬結の反応をも呈する"…④
マロン：……ちょっと時間ちょうだい。
きなこ：……順番に……。
堀　内：まず、①と②から、どういう命題が出てきますか？
きなこ：①は「気虚があると、脈力が弱く感じる」。でも、気虚がある場合でも、脈力が強く感じることもありますよね、按じて無力とかにはなるでしょうけど。だから、全称命題としては捉えないほうがいいと私は思いますけど。
堀　内：私も、そう思います。
きなこ：②は「脈力が弱く感じるのは、邪実がきつ過ぎても起こる現象である」。これも、"邪実がきつ過ぎても"、ですよね。つまり、邪実がきつくなくても起こる現象だということを暗示してますよね、っていうか、普通は脈力が弱い時は、邪実がきついというより、むしろ正気の弱りがあることを示しますよねぇ。
堀　内：そうですね。
きなこ：こんな図になると思いますけど……。

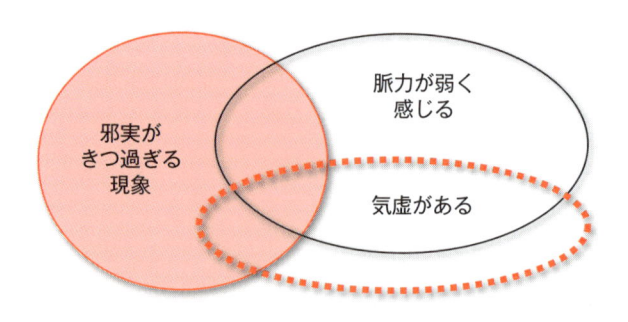

堀　内：そうですね。

きなこ：よって、①と②から、「気虚があるのは、邪実がきつ過ぎても起こる現象である」！

堀　内：そうでしょうね。この命題を（Ａ）としましょう。次に、この命題（Ａ）と命題③からどういう命題を導き出せるかを考えて……。

あずき：（Ａ）は「気虚があるのは、邪実がきつ過ぎても起こる現象である」。そして、③は「ある"腫れて硬結の反応を呈する"穴所は気虚を示している」。腫れて硬結の反応を示す穴所、これ、難しいなぁ。実際、腫れて硬結の反応を示す場合は、"邪気の実"を示すけど……。でも、照海とか、太谿とか、虚の程度がひどくなると、腫れてくるし、腎兪とか気海兪とかもむっちゃ高齢のおじいさん、お婆さんでも板みたいにカチカチになってる人もおるしなぁ、でもこういう場合、どう考えても虚証のはずやし……。

それを考えると、こう描いとくか……。

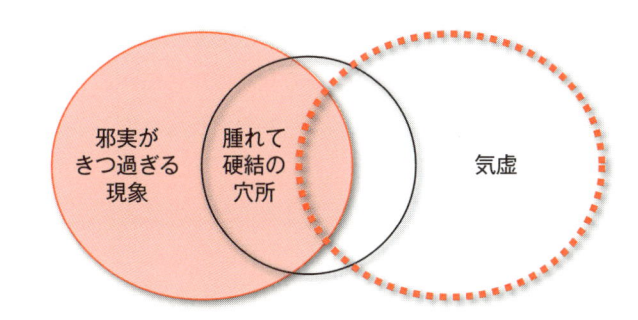

堀　内：僕もその意見に賛成です。

マロン：ということは、（Ａ）と③から出てくる命題は、「ある"腫れて硬結の反応を呈する"穴所は、邪実がきつ過ぎることをも示す」となるのかな？

堀　内：そうだと思います。これを言い換えてみてください。ヒントは、第３章でやりましたね、言い換え規則。その（１）に、こうありました。「あるＳはＰである　⇔　あるＰはＳである」

きなこ：じゃあ、こうですね。「ある邪実がきつ過ぎる人の穴所は、"腫れて硬結の反応をも呈する"」
あずき：あっ、命題④と一緒や。
堀　内：なんとなくでも、分かっていただけました〜？
マロン：実際、**臨床においては、ほとんどの現象が、「特称命題」で成り立っていると考えていいのかな？**
堀　内：僕は、今の時点でも、そうだと思います。それゆえに、「常」と「変」という関係において、いままでは「常」とされていた臨床法則の中に、ある時、あるケースで、「変」の現象が出てくる。それは、**臨床においても完全はありえない**、ということを示していると思います。全称命題のみで成り立つ世界ではないし、ましてや、数学の自然数のみを扱う次元のものでもないわけですから。
あずき：不完全な帰納法……ってさっきも出てきたよね。
マロン：それって、やはり、形式論理学では限界があるっていうことになる……。
堀　内：そうなんです。限界は出てきます、現にあります。でも、**思考する順序、思考の方法、正しい推論の道筋のために、この形式論理学が基本ですし、必要です**。形式論理学をきっちり使って考えて結論を出して、その上で、"でも、しかし……"ということが出てくることが実際あります。そこのところは、もう形式論理学では処理できないレベルかもしれない、実際、そういうことがあるんですよね。
きなこ：えぇ〜〜〜っ!!　ダメじゃないですか、論理が崩れたら……。
堀　内：でも、心配しないでください。形式論理学をも包み込みつつ、もっと大きなダイナミックな論理の世界がその先にあるんです……。「**弁証法論理学**」っていうスゴイのが……。ここでは、まだそこには踏み込みません。**形式論理学の基本をきっちりマスターしてからでないと、とてもとても弁証法論理は理解できないでしょう**から……。
マロン：それって、そんなにスゴイの？
堀　内：また、あとで時間があったら、少しだけ弁証法論理のエッセンス部分だけ解説させてもらいます。

あずき：むっちゃ、楽しみやね!!
きなこ：それまでに、形式論理学、マスターしておかないと!!
堀　内：そうです、**何事にも順序があります**からね……。ちょっと、休憩しましょ、アタマ疲れたでしょ。

ほくと教授：皆さん、ご苦労さ〜ん!!　面白いものあげるよ。ダマサレナイヨウニネ！　公孫龍（こうそんりゅう）っていうオッチャン知ってるか〜？　B.C.320〜250ごろに活躍したオッチャンや。荘子（そうし）さんは知ってるだろ？　その荘子さんと問答した恵子（恵施）(けいし)（B.C.370〜310ごろ）というオッチャンと一緒で、「名家」(めいか)として名を馳せた人なんだよ。

きなこ：へぇ……。

ほくと教授：君、有名やで、知っとかないとダメだよ〜。そうやで、この公孫龍というオッチャンがやなぁ、またケッタイな命題を出しとんねがなぁ。「意(い)は心(しん)ならず」「物は尽(つ)きず」「髪(かみ)は千鈞(せんきん)を引く」とか……。

きなこ：どういう意味ですか？　それ……。

ほくと教授：その中のひとつを持って来たんだよ。「白馬は馬にあらず」。堀内先生が解説してくれるから、お茶飲みながらやってください。じゃあ、がんばってね〜。

AさんとBさん、どちらが正しい？

Bさんが、「白馬は馬ではないよ！」と言い出した。それを聞いたAさん。

A：「白馬がいるなら、馬はいない」とは言えないんじゃないの？
B：「白馬がいるから馬がいる」と言えるのなら、馬がいるのを見て「黄馬がいる」と言ってもよいのか？
A：よくない！
B：「馬がいるのは黄馬がいるのとは違う」ということは、「黄馬は馬とは違う」としているからだよ。
白馬を馬とするということは、飛ぶ鳥が池で泳ぎ、

第六章　正しい推論法

> 内棺を外棺の外側に置くことと同じことになる。
> 「馬」は色にとらわれないが、「白馬」は色にとらわれた言い方である。
> だから、「白馬は馬に非ず」だ。

あずき：馬は馬やろ！　白い馬は馬や！

マロン：オレもそう思う、っていうか、それより他ないやろ。

きなこ：何なんですか、この問題??　まさか、堀内さんまで白い馬は馬じゃない、って言い出すんじゃないでしょうねぇ……。

堀　内：公孫龍のこの命題に真っ向から反論したのが、後期墨家派の人たちだったらしいんですがね。彼らは、こう言ったらしい、「白い馬は馬である。白い馬に乗るということは馬に乗ることである」

マロン：バッチリやん！

堀　内：でしょ？　正論です。「白馬は馬にあらず」という一句のみをみてみると、後期墨家派の指摘どおり、詭弁です。実際、そのように解釈する人が圧倒的に多いでしょうねぇ……。でもね！　公孫龍は、「白さ」というものは属性であって、それ単独では存在しえないものだ、と認識しているとしたら……、どうなります？

あずき：え？　白馬というのは"白"という色を……？

堀　内：そう、つまり、この場合、"白馬"というのは、一例として、馬の毛の色として表したにすぎない、"白"という属性を表現するために、白い色をした"形態"をひきあいに出す必要があったとした場合に、どうなるかです。

あずき：つまり、この命題の"白馬"という言葉は"白さ""白い"という属性を強調表現するためのもの、というわけ？

堀　内：その通りです。一方、"馬"というのは、形の認識を示しているでしょ。"白馬"を見て、「白い色をしているなあ」という認識と、「(あの形態は) 馬だな」と認識することは同じではなく異なった認識だ、

ということを言いたかったようです、公孫龍というオッチャンは。

マロン：なるほど！　"色の認識"と"形態の認識"は同じではないぞ、ということや～。

堀　内：そう、色という「属性」か、あるいは「形・形態」か、という「選言」（「PあるいはQ」「PまたはQ」）を含む命題なんです。

きなこ：「選言」って何です？

マロン："あるいは"やね？

堀　内：そう。「選言」には２通りあって、ひとつは、形式論理学で一般的に用いられる選言、これを「両立的選言」と言います。「PまたはQ」というそれぞれの範疇は交叉し、共有する部分を含んでいます。

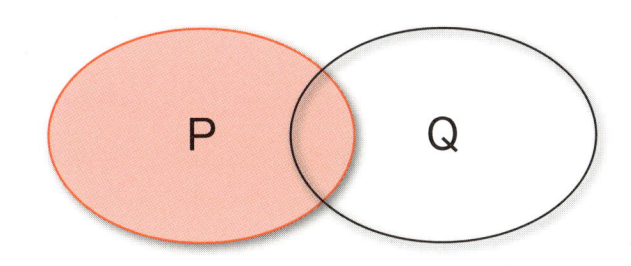

もうひとつの選言は「排反的選言」。これは、「PまたはQいずれか一方のみ」、という共有部分を認めない、という選言法です。

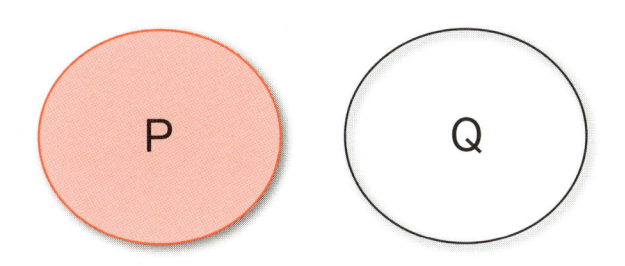

あずき：へぇ～。なるほどねぇ……。

堀　内：ピンときたでしょ？

マロン：公孫龍さんが提示した「白馬は馬にあらず」という命題は、色の認識か形の認識か、いずれか一方のみが真でもう他方は偽である、と言いたかったんや！

堀　内：そうなんです。「排反的選言」を示した「論理的な命題」なんです。「馬」は抽象的な言葉です、いろんな色の馬を総括した言葉です。一方、「白」というのは、さまざまな物に冠することができる言葉です。「白」とか「馬」という言葉の概念を分析すると、「白馬≠馬」だという理屈です。

きなこ：理屈は分かりますけど、でも、馬はどんな色であれ、馬ですよ。

堀　内：その通りです！　馬は馬です！　だから、「白馬は馬にあらず」という命題の真偽を考えた時にね、後期墨家派の言い分通り、「偽」ですよ。でも、公孫龍さんの主張でいくと、「真」になっちゃうんですよ。

マロン：そんなん、ええんかぁ？

堀　内：ダメですよね。形式論理学の３つの柱の中に、「矛盾律」と「排中律」ってあったでしょ。矛盾したらダメ！　真か偽か、どちらか一方に決まらないといけない！　白黒はっきりしなさい！　灰色は許さんよ～！という２つの柱が。

あずき：これ、崩れてる……。

堀　内：そうなんです。一般論、現象から捉えると、"白馬は馬です"。でも、色の性質という観点で考えると、"白馬は馬ではない"、となっちゃうんです。これも、皮肉なことに、形式論理学の３つの柱のうちの一番目、「同一律」によって、色か形態か、白馬の定義をどう捉えるかで、真偽が二つに分かれて矛盾律と排中律が崩れてしまった！という例なんです。公孫龍さんは、同一律を厳密過ぎるくらいに守りきった、とも言えるでしょうね。でも、まあ、白馬は馬ですよ、普通に捉えたらね。

きなこ：詭弁は詭弁でも、何か深いことを暗に意味しているような……。

堀　内：そう、形式論理学の限界性がこの命題にこっそり潜んでいるんです。

第六章　正しい推論法

あずき：僕らの臨床でも、ひょっとして、こういう同一律を厳密に守り過ぎると、矛盾律・排中律が崩れてきたりすることがあるのかな？　でも、そんなんばっかりやったら困るよな。

堀　内：この「白馬は馬にあらず」の論を臨床上の一例に置き換えてみましょう。例えば、あずき君と私が、同じ患者さんの同じ経穴をみているとします。あずき君は、望診して、「気色が抜けていないな」と認識したとします。そして、その経穴を「虚ではない」と断定しました。一方、私は、同じく望診して「見た目はやや陥凹している」と認識しました。そして、この経穴は「虚」と判断しました。このように、気色にのみ注目したあずき君と、「形・形状」に注目した私とで、出した結論が食い違います。どっちが正しいですか？

マロン：この段階では、あずき君も堀内先生も、どちらも間違っているとはいえないよ。

堀　内：そう、あずき君の判断も私の判断も共に"真"となる可能性がありますよね。もしですよ、「気色もしくは形状のいずれか一方のみで虚実を判断しなければならない」という排反的選言によって判断するとしたならば、いずれか一方の術者が間違いなく偽となります。

あずき：実際、僕らはそんな短絡的な判断の仕方はしないよね。

堀　内：北辰会方式においても、「望診」(※43) は「神・色・形・態」(※44)、「切診」(※45) で経穴を診る時は、発汗・弛緩・寒熱の状態を診て、それらすべてを総合して、その時点での経穴の虚実を確定しますよね。決して情報収集段階においては「色のみ」「形のみ」という基準の排反的選言にこだわって（短絡的に）判断を下すことはしません。

あずき：そう、短絡はいけない！

堀　内：でも、最終的には排反的選言によって「その時点でのその経穴の虚実」ははっきりさせることができますし、できるならばそうすべきですよね？

あずき：そりゃ、その通り。でないと、どちらの側の穴所に補法するか瀉法するか、とか、どちらのほうがより虚か実か、とか、決定しないと、

治療できないよ。
きなこ：腫れ上がって膨隆（ぼうりゅう）していても、軽くおさえると弛緩度がきつかったり冷えてたりして、形状からいくと"実"の反応のようではあっても、実際は"虚"かもしれませんしね。
堀　内：そうですよね。総合判断して、最終的には、その時点での虚実をはっきりさせる、ということです。
マロン：虚の反応とは、「気色が抜けていたり、くぼんでいて弛緩していたり、発汗していたり、冷えていたり、一見膨隆していても弛緩していて硬結がない、あるいは、硬結があっても表面の弛緩がきつい……」という同一律がまずあって、それらのうち、複数の因子が揃えば揃うほど、その同一律と一致してくる。すると、虚の可能性が高くなって、虚か実か、排中律的に判断できる、ということやね。
堀　内：そうです。同一律に則って、必要十分条件を満たせれば、あとは、排中律を適応させる。これが理想ですね。
あずき：経穴の虚実ひとつとっても、それだけである意味、望診情報、切診情報による**多面的観察によって判断**されているわけだ！
きなこ：**多面的観察して診断治療するっていうことは、すごい論理的に処理していく**、っていうことなんですね。
堀　内：ほんと、それが弁証論治の醍醐味だと痛感してるんですよ！　私も。

ポイント

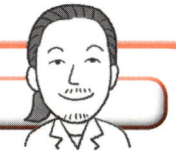

正しい論法をするための2形式
「AならばBだ」〔正しい命題とします〕
① 【前件肯定式】　Aを肯定する　☞　Bだ！
② 【後件否定式】　Bを否定する　☞　Aではない！

この2パターンを駆使した三段論法の繰り返しによって、より真なる結論にたどり着ける。

誤った推論法
- 「AならばBだ。いま、Bだ。だからAだ」（後件肯定式）
- 「AならばBだ。いまBだ。だから、Aではない」（後件肯定式）
- 「AならばBだ。いま、Aではない。だから、Bだ」（前件否定式）
- 「AならばBだ。いま、Aではない。だから、Bではない」
（前件否定式）

アタマの体操の時間

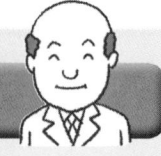

ほくと教授：だんだん、濃い話になってきたねぇ!!　さあ、アタマの体操しますよ！　まずはウォーミングアップしてから難しい体操してみましょうか〜。

体操 5 ○ 1

　ある幼稚園のハス組での調査結果です。
「グループAの子供たちは全員、木馬に乗ることが大好きです」
「グループBの子供たちの中には、木馬に乗ることが大好きな子供もいます」
　これら2つの命題から、真なる命題を導いてください。正しい命題を選んでください。
①木馬に乗ることが大好きな子供は、グループA、もしくはグループBのどちらか一方に属している。
②木馬に乗ることが大好きな子供で、グループAに属さない子供は、グループBに属している。
③木馬に乗ることが大好きな子供で、グループBに属さない子供は、グループAに属している。
④木馬に乗ることが大好きな子供で、グループAに属さない子供がいる。

体操 5 ○ 2 ○ 難

　次の2つの命題から得られる真なる命題を選んでください。
「生気が充実している人はすべて、舌を力強く出すことができて引き締まっている」
「生気が少し弱っている人のなかには、舌を力強く出すことができて引き締まっている人がいる」
❶「舌を力強く出すことができて引き締まっている人は、生気が充実

している人か、もしくは、生気が少し弱っている人のいずれか一方に属する」
❷「舌を力強く出すことができて引き締まっている人で、生気が充実している人に属さない場合、生気が少し弱っている人に属している」
❸「舌を力強く出すことができて引き締まっている人で、生気が少し弱っている人に属さない人は、生気が充実している人に属している」
❹「舌を力強く出すことができて引き締まっている人で、生気が充実している人に属さない人がいる」

体操 5○3

「30分の入浴でしんどくならないからといって、気虚ではないとは限らない」という命題と同じ意味の命題を次の4つの中から選んでください。

① 「30分の入浴でしんどくならないということでなければ、気虚ではないとはいえない」
② 「30分の入浴でしんどくならないので、気虚ではないといってよい」
③ 「気虚ではないということは、30分の入浴でしんどくならないということだけではいえない」
④ 「気虚ではないということは、30分の入浴でしんどくなってはいけない」

体操 5○4

次の推論を三段論法の複合ととらえ、どういう論法から結論④に至ったのかを説明せよ。

正気の弱りがあると、脈力が弱く感じる…①
脈力が弱く感じるのは、邪実がきつ過ぎて起こる現象である…②
ある"膨隆している"穴所は、邪実がきついことを示している…③
∴ある"膨隆している"穴所は、正気の弱りがある可能性を示す…④

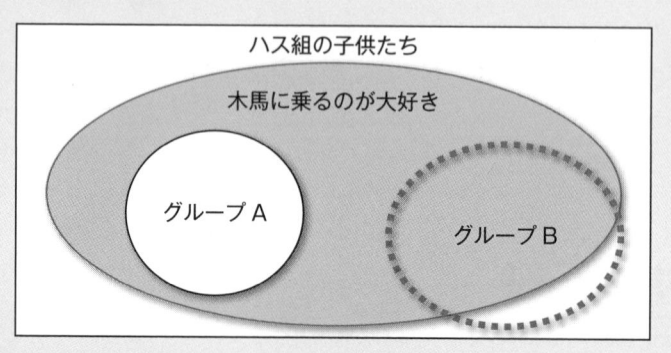

解 答

体操 5○1 ④

```
ハス組の子供たち
  木馬に乗るのが大好き
    グループA        グループB
```

体操 5○2 ❶、❷、❸、④

解説 ポイントは、「生気が充実しているグループ」と「生気が少し弱っているグループ」を、**体操 5○1** のように、グループA、グループBというように、A、Bをきっかり切り離した範疇として捉えられない部分が出てくることである。

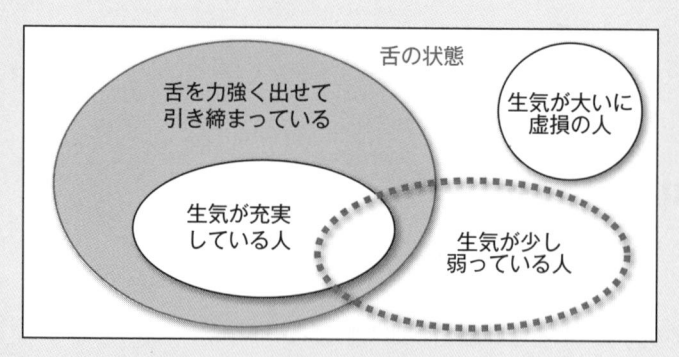

```
舌の状態
  舌を力強く出せて        生気が大いに
  引き締まっている        虚損の人
    生気が充実
    している人       生気が少し
                     弱っている人
```

体操 5○3 ③

解説 「30分の入浴でしんどくならないからといって、気虚ではな

いとは限らない」をベン図で表すと、

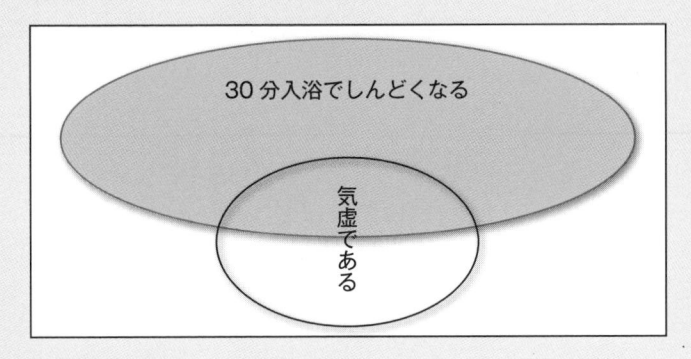

```
┌─────────────────────────────────────┐
│   ╭─────────────────────╮           │
│  ╱   30分入浴でしんどくなる  ╲         │
│ │          ╭──────╮        │        │
│  ╲        │ 気虚で ╲       ╱         │
│   ╲_____│ ある  │_____╱          │
│           ╲_____╱                  │
└─────────────────────────────────────┘
```

体操 5○4

①、②より、次の結論（A）が得られる。
「生気の弱りがあると、脈力が弱く感じる」…①
「脈力が弱く感じるのは、邪実がきつ過ぎても起こる現象である」…②
∴「生気の弱りがあるのは、邪実がきつ過ぎて起こる現象である」…（A）

　次に、この命題（A）と命題③からどういう命題を導き出せるかを考える。
「生気の弱りがあるのは、邪実がきつ過ぎて起こる現象である」…（A）
「ある"膨隆している"穴所は、邪実がきついことを示している」…③
∴ある"膨隆している"穴所は、正気の弱りがあることを示す。（＝④）
（この最終命題④を言い換えると、「正気の弱りがあると、穴所が"膨隆している"反応を呈することがある」ということでもある）。

# 第7章 消去法

患者さんの病因病理を解析する際、複数の病理が考えられる場合に、可能性の低い病理は一旦消去していくことで、より確からしい病理を絞り込んで行くことができます。ここでは、「消去法」という論理思考術を学びましょう。

堀　内：臨床中、こういう場面ありませんか？　この患者さん、腎虚メインか肝鬱化火メインか迷うな〜って……？

きなこ：あります、あります。風寒邪入ってるのかな、入ってないのかなぁ？　とか。脾虚かな、陽明腑実かな〜っとか……。

堀　内：そういう時って、どちらか判断できないと困るでしょう。どう判断してますか？

マロン：僕は、より可能性が高いほうを残して、可能性が低いほうをとりあえず置いておいて……。

あずき：僕もそうしてますわ。

堀　内：たぶん、皆さん、そうしているはずです。というか、それしか方法がないですよね。これを「消去法」といいます。正式には、消去法は「選言的（結論肯定型）三段論法」というそうです。

きなこ：へぇ〜！　消去法は三段論法の一種なんですか〜。

堀　内：そうみたいですよ。実は、三段論法にも2通りあって、結論否定型と結論肯定型があるそうです。

1　結論否定型

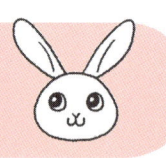

① Aは、BまたはCのどちらかである。
② AはBである。

③ ∴AはCでない。

堀　内：①は選言です。それも、排反的選言。
きなこ：この場合、BとCは全く別個のもの、ということですよね？
堀　内：そう、さっきも公孫龍の「白馬は馬にあらず」のところで話しましたよね？　図にすると次の通りです。例文も添えておきます。

〔排反的選言〕

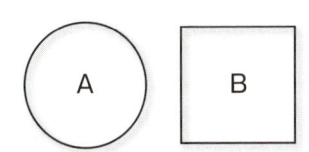

AとBに接点がない
つまり、AとBは
相容れない概念。

（例）
●「虚証主体」あるいは「実証主体」
●「熱証」あるいは「寒証」

〔両立的選言〕

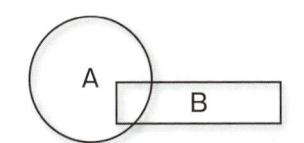

AとBはリンクする部分が
含まれており、Aといっても、
純粋にAの範疇とは限らない。

（例）
●「気虚」あるいは「陽虚」
●「血虚」あるいは「血瘀」

あずき：「あるいは」「または」という接続詞で情報と情報をつなぎ合わせていける場合は、排反的選言か両立的選言かを鑑別しないといけないわけ？
堀　内：選言を含む命題を、これからする「結論否定型三段論法」で考える際には、まず、「排反的選言」か「両立的選言」の区別が必要なんです。「排反的選言」で考えることのできる、相容れない概念の要素を使わないと、このタイプの消去法はできません。
きなこ：相容れない概念……。
堀　内：そう、BとCとは、互いに相容れない概念でないといけないわけで

す。「ＡはＢかＣのいずれか一方ですよ。いま、ＡはＢだということが分かりました。じゃあ、ＡはＣであるはずがないですよ、Ｃではないですね」という流れになります。

マロン：明解やね。

堀　内：次の例、正しいと思いますか？
①この痛経は、気滞血瘀が主体または腎虚が主体のどちらかである。
②この痛経は気滞血瘀が主体である。
③ゆえに、この痛経は腎虚が主体ではない。

マロン：正しいね。

堀　内：じゃあ、これは？
①この痛経は、腎虚が主体または下焦の弱りが主体である。
②この痛経は腎虚が主体である。
③ゆえに、この痛経は下焦の弱りが主体ではない。

あずき：これは、アカンわ。"腎虚"と"下焦の弱り"ってかぶるから。

堀　内：そうですよね。下焦の弱りの中に、腎虚が含まれていますし、腎虚といえば、下焦の弱りをも意味しますしね。

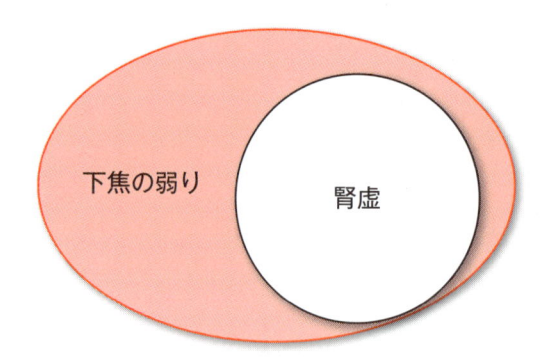

あずき：ベン図にしてみると分かりやすいね。

堀　内：では、この例はどうです？　ちょっと文章長いですけど……。
①この患者の口渇は、陽明気分の実熱または、脾が弱り、脾の昇清（しょうせい）機能が低下し津液が上にまで持ち上がらないために起こるもののどちらかである。

②（一連の診察の結果）この患者の口渇は、陽明気分の実熱の可能性が高い。

③ゆえに、この患者は、脾が弱り、脾の昇清機能が低下し津液が上にまで持ち上がらないために起こる口渇ではない。

あずき：正しい！　虚実の弁別やね？　治療法が大きく変わるから、きっちり**消去できる病理は消去して、迷いなく治療を施すべき**やと思うわ。

きなこ：そうですよね。こういうふうに、消去できれば、「清熱解毒（※46）でいこう！」とか、「内庭（※47）瀉法でいこう！」とか、迷いがなくなってきますもんね。そうでなかったら、「やっぱり、脾虚もあるかもしれないから、太白を補法しておこうかな、脾兪にお灸しておこうかな、足三里も要るかな、でも、胃兪の瀉法も必要かな……」って優柔不断になってきますよね〜。

マロン：そう、それで、もしこの場合口渇が治らなかったら、いっぱい何か所も経穴を刺して、どれが効いててどれが余計だったのかが、分からないようになってしまう……。

堀　内：仮に治ったとしても、どのツボがよく効いたのか、分からなくなりますよね。「効いたらええねん！」っていう先生も居るかもしれませんけど、より複雑な病理になればなるほど、こういうやり方では太刀打ちできませんからね。

あずき：「普段の積み重ねこそ、"ここぞ"という時に力を発揮する！」

マロン：そう、蓮風先生もよくそうおっしゃってる！

堀　内："たかが一穴、されど一穴！" 病理の絞り込みさえ確実にできれば、一穴がよく効きますよね。

あずき：病理を絞り込むにしても、最初の前提が大事でしょ？

堀　内：「Aは、B、C、D、E、またはFである」という前提の場合は、B〜Fの中に、真犯人（求める病理）が入っていなければナンセンスですよね。例えば、「食欲がないのは、肝気犯胃（※48）か、脾胃の湿熱か、胃陰不足か、脾胃気虚か、脾胃虚寒か、脾腎陽虚か、傷食（※49）かだ」という前提の下に分析していくのであれば、問題ないです。前提が正しいですから。でも、そもそも、前提が、「食欲がないのは、

肺気虚（※50）か、心火旺（※51）か、膀胱経の経気不利（※52）か、衛気虚（※53）だ」というトンチンカンな前提だったら、いくら絞り込もうとしても……。

マロン：無理やわ……。

堀　内：そう、無理ですよ。その中に正解となるものが最初から入っていないからナンセンスですよね。

きなこ：ほんまですね。前提が間違っていて、その中に、最初から正解となる病理が入っていないにもかかわらず、「いま膀胱経の経気不利だ！　だから、衛気虚とか心火旺とか、肺気虚とか……ではない！」と考えたところでナンセンスですもんね。

あずき：じゃあ、前提の中に、複数"犯人"（求めたい病理）がいる場合は？

堀　内：さっきの例で考えましょう。「食欲がないのは、肝気犯胃か、脾胃の湿熱か、胃陰不足か、脾胃気虚か、脾胃虚寒か、脾腎陽虚か、傷食かだ」という前提の下に、「いま、肝気犯胃だ」と思って、残りの病理の可能性を全部消去しちゃったとしましょうか。でも、よくよく問診してみたら、「ストレスがかかる状況下で食欲がなくなる傾向にあるけども、もともとストレスがかかるとストレス食いして、時間帯も不規則に間食したり、ドカ食いしたりする傾向もあるんです」っていう情報が出てきたとしたら、「傷食による食欲不振」の可能性も残りますね。

マロン：あわてて、肝気犯胃以外の病理の可能性を消去してしまってはマズイっていうことやね？　体表観察でも、胃兪や脾兪、足三里にも反応がある、肝兪・胆兪・太衝にも反応があったらどうすんねん？っていうことやね？

堀　内：そうです。この結論否定型の前提としては誤った結論を導き出す原因になることがあるわけです。『中医症状鑑別診断学』や『中医内科学』などの専門書を紐解いて、"いまターゲットにしている症状"に対して考えられる"実際にありうる真の"病理を前提にしないといけませんし、しかも、その複数ある病理の可能性の中から、強引にでも１つだけをピックアップしないといけない！というわけでは

ありません。複数の項目が可能性として残る可能性が多いにありうる、ということです。

あずき：それやったら、最初っから、考えられる正しい病理を挙げておいて、その中から、可能性の低いものを消去していって、残った病理に着目したら良いんじゃないの？

堀　内：そう、そういう手も必要です。明らかに、「いま、こういう病理だ。だから、他の可能性は消去できる！」という結論否定型の三段論法も正しい結論を導き出せますが、"思い込みや決め付けによるアブナイ一面"があるので、もうひとつの「結論肯定型」も是非使いこなすべきだと思いますね。

2 結論肯定型

❶ AはBであるか、さもなくばCである。
❷ AはBではない。
❸ ∴AはCである。

堀　内：この場合、概念BとCとで、概念Aにあてはまるすべてのものを包括していないといけません。

あずき：そりゃ、そうだ。

堀　内：次の三段論法は正しいですか？　考えてみてください。
　　　　❶全身倦怠感は気虚であるか、さもなくば気血の停滞である。
　　　　❷全身倦怠感は気虚ではない。
　　　　❸ゆえに、全身倦怠感は気血の停滞である。

マロン：一見正しくみえるけど、実際は、「湿邪の停滞」や「心神(※54)の問

題」でも全身倦怠感は出ることがあるよね。
堀　内：そう、だから、最初からそういう病理も前提に入れておかないといけませんね。では、次の例題。これは、正しい病理の可能性をすべて前提に盛り込んだ上で、と仮定してください。
　❶（一連の正しい情報分析の結果）この患者の全身倦怠感は湿邪であるか、さもなくば気血の停滞である。
　❷（体表観察結果より）この患者の全身倦怠感は湿邪ではない。
　❸ゆえに、この患者の全身倦怠感は気血の停滞である。
あずき：正しい！　でも、本当にこの患者さんの全身倦怠感が気血の停滞によるものかどうかは、どう証明する？
堀　内：それは、命題❶の「一連の正しい情報分析」の際に、気血の停滞を証明するに足るだけの症状・所見があった、としてください。
マロン：例えば、運動すると倦怠感が軽減する、とか、督脈上に圧痛箇所が多くみられる、とか、臍周に冷えと緊張が顕著であった、とか、体表観察中にそれらの圧痛や緊張が緩んできた、とか、そういう気血の停滞を示すような所見があった、ということやね？
あずき：なるほど、なるほど、気血の停滞であるといえるだけの必要十分条件となる情報群がある、ということね。
堀　内：我々が臨床中に病理解析する場合、「結論否定型」の三段論法のみでは、間違う可能性がありますので、この「結論肯定型」の三段論法も合わせて行うと良いと思いますよ。
きなこ：ということは？
堀　内：問診時には「結論肯定型」三段論法の考え方を常に意識して、"真"なるあらゆる病理の可能性を意識しながら問診しますよね。その際に、否定できるものは否定して、ある程度、病因病機を絞りこんでいきます。強引に絞り込んじゃダメですよ。で、これ以上否定できる要素がなくなった段階で、残った病理が本当に、その患者さんの病理なのかどうかが問題です。そこで、体表観察情報と合わせて、「結論否定型」を導入してみるのも、賢い分析の方法だと思います。
あずき：問診の時から、アタマ使わないといけないわけやね〜。消去法がで

きるような問診をしないといけないし、何を消去しにかかるか自分でもまず分かっておかないと、問診にならないよね。

堀　内：その通りです。問診しながら頭の中では消去するわけですけど、その際に、例えば、「Aという主訴は、B、C、D、E、またはFという病理で起こる」という前提の場合があるとしましょう。当然、B〜Fはすべて、Aにあてはまるものとしますよ。目的意識的に問診していって、「AはBではない。AはDではない。AはFでもない」ということが明らかになった。じゃあ、この時にアタマの中で、一旦、どう結論を出しますか？

きなこ：……ゆえに……「AはCかE！」

堀　内：それで本当にOKですか？

あずき：……？　あ……CとE両方？という可能性は？

堀　内：そう！　それがあるんですよ!!「Aは、<u>CかEのいずれか、あるいは、CとEの両方</u>」ということになるんです。ここ、間違えやすいですから、要注意です。

マロン：そうかぁ。無理に１つに絞れないかもしれない、実際、２つの病理がフィフティ・フィフティに存在することとか、３つ以上が重なってくることとか、あるもんね。

堀　内：そうでしょ。初診の時に、問診事項を中心に解析してみたら、「B、D、F」という病理の場合に、BやDやFの特徴となるはずの主要な症候が見受けられなかったら、これらの可能性は消去し、残るCとEに焦点を絞りますよね。例えば、残ったCが湿痰、Eが瘀血だとしましょう。で、湿痰特有の症状がある、瘀血特有の症状もある、といった場合にですね、体表観察所見からも、両者の存在を暗示する反応が見受けられたら、どうしますか？　術者は次のように判断を下すかもしれません。「どちらの病因がメインかを明らかにするために、祛痰に重点を置く治療（豊隆や脾兪へ刺鍼）のみを続けてみた。すると、主訴がどんどん緩解していった、体表所見もずいぶん改善した」こういう治療経過が明らかな場合、当初「AはC（湿痰）かE（瘀血）のいずれか、あるいはC（湿痰）とE（瘀血）両

方」でしたけど、治療結果から「AはC（湿痰）が中心だった」、ということが分かります。よって、「AはE（瘀血）ではなかった」、という結論否定型三段論法をしてE（瘀血）の否定ができるわけです。でもこの治療で、もし足臨泣や三陰交を刺鍼していたらどうなると思いますか？

マロン：足臨泣は瘀血のみならず湿痰も下す効能があるよね。三陰交も足太陰脾経上にあって活血化瘀や湿邪を利するはたらきがあるといえばあるよね。

堀　内：そうですよね。こういった選穴治療をして症状が緩解した場合は、結論否定型三段論法は使えません。

あずき：CとE両方にアプローチした可能性がある!?

堀　内：そう！　もし、唯一、この場合に結論否定型三段論法を駆使できるとしたら、刺鍼時の術者の手応えが湿痰様だったか瘀血の手応えだったか、という情報が決め手になるかもしれませんが、この情報のみでは客観性に乏しいですので、結論としては「C（湿痰）もE（瘀血）も両方あった可能性があり、どちらがメインの病因だったかは、現時点では明らかにはできない」ということに留めておくべきでしょう。

きなこ：でも、それでは、結局、治療してみないと何も分からないし、治療しても黒白はっきりできないじゃないか！という人も出てくるんとちゃいますか？

堀　内：そうおっしゃる人も居るでしょうね。

マロン：でも、症状や体表所見として、「雨天や湿度の影響を受けない」、とか、「膩苔がない」、とか、そして「舌下静脈の怒脹や瘀斑がある」、「皮膚の細絡が多い」、「小腹硬満がある」、などの情報があれば、湿痰よりも瘀血が中心の可能性が高いから、三陰交や足臨泣は活血化瘀に働いて効果が出た、と判断してよいのでは？

堀　内：その通りです。そういうように、はっきりと増悪条件とか緩解条件とか、問診ではっきり引き出せる場合や、体表所見でもはっきり出ている場合でしたら、こちらも助かりますけどもね。

マロン：症状でも体表所見でも、多面的に多くの情報があったほうが、より絞り込みやすくなる、ということやね？
きなこ：患者さんにもよるでしょうけど、曖昧な回答しかしてくれなかったり、「分からない」「覚えていない」と言う人も居ますよね？　そういう場合どうしたら良いんですか？
堀　内：聞き方の工夫が必要でしょうね。同居している家族の方から情報を得ないといけない場合もあるかもしれませんね。
あずき：とにかく、有益な情報はどんどん取っていかないと緻密な病態把握はできないよね。
堀　内：そうです。問診時に、同じ主訴に対して、今までどういう治療をしてきて、どういう変化があったか、特に漢方薬を服用したり、少数穴治療を受けてこられた患者さんに対しては、こういった情報は、とても有力になってきます。症状とか体表所見では瘀血も湿痰も両方ある、でもその患者さんが、これまでに、漢方薬で利湿とか化痰する方剤ばかりを処方され、飲み続けてるけども一向に軽減してこない。となると、瘀血の可能性が高くなってきますよね。
あずき：治療しても、どうしても黒白はっきり判断しにくい場合も実際ありえるよね。
堀　内：そう。術者が何を意識し、何を目的に、どういう治療をするか、その選穴と手技によって、得られる結果は大きく異なってきます。
きなこ：いっぱいあっちこっちの経穴使って、効果がなかった場合、どの経穴がハズレだったかさえ分からない。ましてや、病理解析のどこが間違っているのかなんてマスマス分からない！
あずき：やっぱり、弁証論治はきっちりしないと意味がないよね〜！
ほくと教授：君たち、勉強し過ぎだよ〜。休憩しなよ〜。ドモルガンっていう単語、どこに " ・ " を入れるか知ってるかい？　当たったらプレゼントをあげよう!!
きなこ：「ドモル・ガン」でしょ？
ほくと教授：違うねん。「ド・モルガン！」やねん。
あずき：懐かしいですねぇ〜。昔学校で習いましたよ、「ド・モルガンの法則」

第七章　消去法

ほくと教授：内容は、これだよ。

> 「ド・モルガンの法則」
> 　　￢（A∧B）　⇔　￢A∨￢B
> 　　￢（A∨B）　⇔　￢A∧￢B

きなこ：何ですか、このマークは？
あずき：『ハムラビ法典』解読するより難しい……。
マロン：ちょっと、日本語にしてくださいよ。
ほくと教授：絵描いといたるわな。

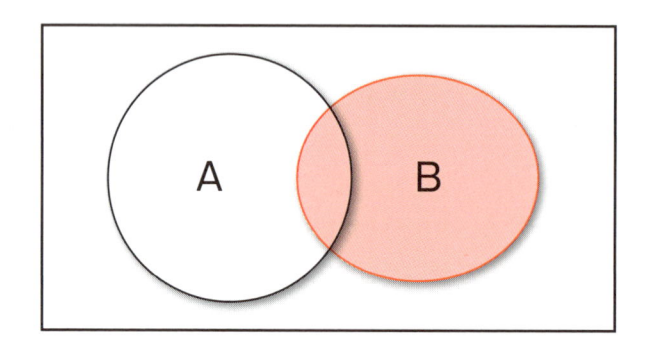

ほくと教授：￢（A∧B）はねぇ、「（AかつB）ではない！」っていう意味だよ。でね、⇔は、左側と右側が同じ、つまり、イコール。で、￢A∨￢Bはねぇ、「（Aではない）または（Bではない）」という意味なんだね。ほら、さっき書いた絵に注目して！「（AかつB）ではない」部分ってどこになる？　色、塗ってみて。まず、「AかつB」の部分に注目したら良いわ。"AでもありBでもある部分"や。真ん中の目の形を縦にした部分の所やがな……。そこと違う部分を真っ黒に塗ってみ、四角形の外枠内全部の部分で、さっきのとこ除くんやで。

第七章 消去法

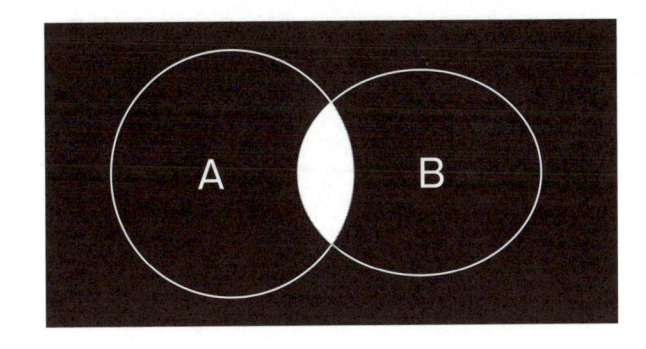

塗れましたかぁ？　じゃあ、次、「（Aではない）または（Bではない）」に相当する部分を真っ黒に塗ってみて。まず、Aではない部分、塗ったぁ？　はい、次にBではない部分、塗ったぁ？　大きな外の四角枠の中全部塗んねんで、○の中だけとちゃうで……。

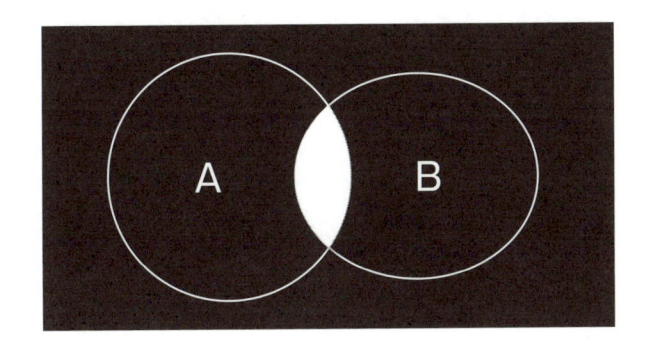

マロン：一緒ですね〜。
ほくと教授：じゃあ、もう1つのほうね。¬（A∨B）⇔¬A∧¬B、日本語にするとねぇ……。左側の¬（A∨B）は、「（AあるいはB）ではない」。右側の¬A∧¬Bはねぇ……、「Aでない、かつ、Bでない」ですね。そう、これも、絵に描いてみるといいよ。まず、「AあるいはB」がどこになりますか？
きなこ：斜線部分です。

135

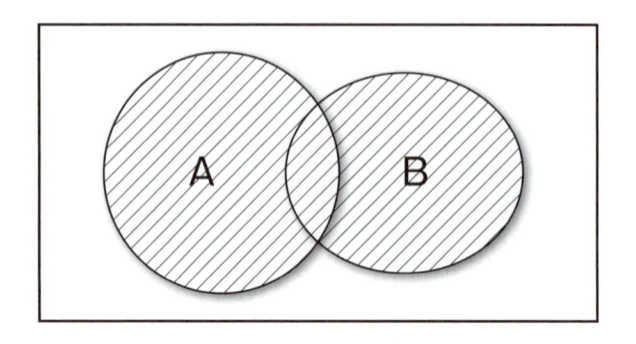

[図：長方形の中にAとBの2つの円が重なり、両方の円全体に斜線が引かれている]

ほくと教授：そうですね。じゃあ、「（AあるいはB）ではない」部分はどこになる？

きなこ：下の図でいうと、斜線部分になると思います。

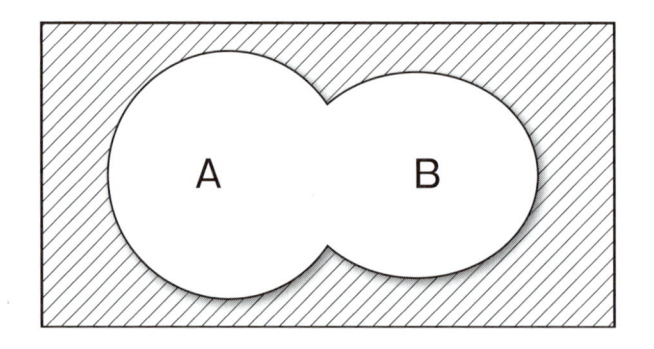

[図：長方形の中にAとBの2つの円が重なり、円の外側の部分に斜線が引かれている]

ほくと教授：そうだね。この図、よく覚えておいてね。では、「Aでない、かつ、Bでない」という部分はどこになるかな？ 「かつ」というのは、両方同時に満たす部分、という意味だよ。「あるいは」ではないからね。

きなこ：まず、「Aでない」部分は……斜線部分ですよね。

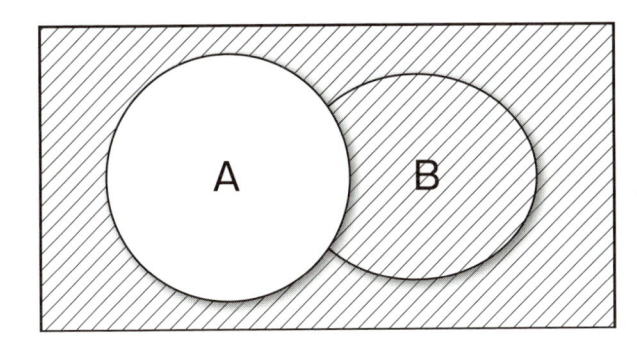

そして、「Bでない」部分は、

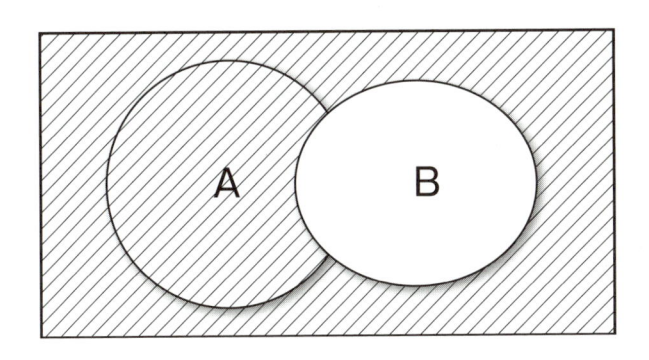

ほくと教授：そうだね！　「Aでない、かつ、Bでない」部分は、「かつ」だから、今描いた2つの図の斜線部分が重なる部分だね。
きなこ：ということは、この斜線部分ですね？

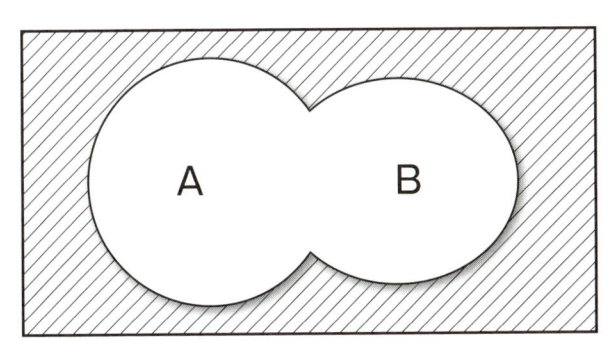

ほくと教授：そういうことになるね。ほら、「（AあるいはB）ではない」の図と、「Aでない、かつ、Bでない」の図と一緒でしょ？　これを、「ド・モルガンの法則」って言うんだよ。ド・モルガンっていうオッチャンが発見した法則だよ。

きなこ：それって、そんなにスゴイことなんですか!?

ほくと教授：まぁ、あとで、アタマの体操する時に、これ使う体操してみようね！　体操6‐（4）の問題だよ。

ポイント

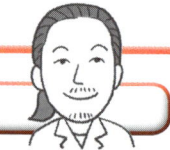

〜消去法〜

パターン1（結論否定型）

① Aは、BまたはCのどちらかである。
② AはBである。
③ ∴AはCでない。

パターン2（結論肯定型）

❶ AはBであるか、さもなくばCである。
❷ AはBではない。
❸ ∴AはCである。

アタマの体操の時間

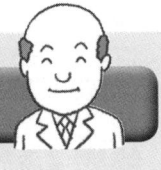

体操 6○1 空欄を埋めてください。

「①この咽喉痛は、風寒邪が主体か、風熱邪が主体のいずれかだ。
②この咽喉痛は、風寒邪によるものだ。
③ゆえに、この咽喉痛は（　　　）によるものではない」

体操 6○2

　ある膝痛患者の訴えです。「冷えると悪化します。雨天前や雨天日にも悪化します」この情報のみ（真なる情報とします）から分析できることは、この膝痛の病理の可能性は、寒邪、あるいは、湿邪ということになります。
　波線部分の"あるいは"は、「両立的選言」です。病理を明らかにするためには、どちらの邪にウェイトがあるかを知る必要があります。
　　1) どういう問診情報を加える必要がありますか？
　　2) また、その情報を加えることで、病理の可能性はどう変わりますか？

体操 6○3

　ある患者の四診の結果、「仕事で動き回るとその日は疲労感がきつく出る」と言っています。そして、「そういう時に30分入浴するとその疲労感が更に増す」と言いました。しかし、体表観察では、「脈力も充分あり、舌も力が入り、虚の反応を呈す穴所があまりない」という結果でした。ということは、この患者は、問診からは「気虚」の可能性があるが、体表観察結果からは「気虚」はひどくない、ということになります。さあ、あなたは、この患者は「気虚」なのか、あるいは「気虚ではない」のか、どのように判断しますか？（ただし、これ

らの四診情報はすべて「真」だと仮定します）

体操 6○4

次の4つの命題から、どういう結論を導き出せるか、空欄を埋めてください。

ある腹痛下痢は脾虚である……①
すべての脾虚は脾兪や太白に虚の反応が出る……②
脾虚の程度がひどいならば、排便後に倦怠感が出る……③
この腹痛下痢の患者は、脾兪や太白に虚があるが、排便後に倦怠感はない……④
∴この患者の腹痛下痢は、（　　　　　　　　　　）。

体操 6○5

あなたなら、（　　　）を埋めるには、どういう思考手順をたどりますか？

> 昔のある医者が、ある寒戦（全身寒がりふるえる病症）①の患者に対しある処方をしたが、寒戦がひどくなってしまい、その村の名医に相談する。
> その名医は、山椒を処方しつづけたら症状がひどくなった②というので、この患者の寒戦は（　　　　　）によるもの③だと診断を下したそうだ。

体操❻ ○ ❻

> とある診療所に勤める女性が病に倒れた。食欲はやや低下気味ではあるが二便は正常。ただ発熱悪寒があり、不規則に潮熱(※55)を発する傾向がある。
>
> この診療所のスタッフ（医師）たちが、徹底的にある方剤を処方し続けるも、一週間たっても一向に治まる気配がない。そこで、院長に診察を依頼したところ、脈などを診て、心の問題だと見抜き、特に何も処方しなかった。

院長が女性スタッフの病態を心の問題だと判断できるために**必要不可欠な条件因子を次の中からすべて選び、それらをすべて使って、正しい論理的思考過程の1つ**を示しなさい。

① 医師スタッフたちが、ここ一週間、桂枝湯や葛根湯を処方していた。
② （院長は）女性スタッフの置かれている環境と人間関係とその悩みを知っている。
③ 今、脈が浮緩弱あるいは浮緊で、外関に冷えの左右差がある。
④ 肺兪・風門が虚しておらず、むしろ心兪・肝兪・胆兪に実の反応が顕著である。
⑤ 口渇はひどくはないが、舌の赤みがきつく舌尖部〜舌辺部の無苔がきつい。
⑥ 臍周の邪と冷え、肝の相火の邪がきつく顕著である。
⑦ あるスタッフが柴胡剤(※56)を与えてみてはどうか、と助言した。
⑧ あるスタッフが、思い切って大承気湯(※57)を与えてみよう、と言った。

第七章 消去法

141

⑨ 今、脈は浮いておらず、弦脈を打っており、数脈だ、しかも按じて有力だ。
⑩ 昨日、その女性スタッフが水を少し飲んでいるところを見た。

体操 ❻ ○ ❼

　この問題は藤本漢祥院のとある初診患者（主訴：眩暈・耳鳴り）のノンフィクションストーリーです。

　一連の体表観察結果から、「化火気逆」が間違いなく大きな病理だと認められる……命題（A）。
　しかし、この患者は、「のぼせ症状（入浴でのぼせやすい、とか、すぐにのぼせて顔や耳が火照る、瞬間湯沸かし器的にイライラして顔面が真っ赤になって熱くなるといった教科書的な症状）の自覚は全くない」と訴えている（問診事項からは「化火気逆」を証明できる情報がない）……命題（B）。
　この両命題は共に「真」です。

1）下線部の命題（A）と（B）は「矛盾」か「反対」か？
2）1）で「反対」だと判断した場合は、まず「矛盾」に戻すための方法を示してください。また、「矛盾」と判断した場合も含め、矛盾にならないようにするにはどうすればよいでしょうか？　以下のこの患者が訴えた他の情報群（①〜⑤）の中から、有益な情報を1つ選んで、なぜその愁訴を選んだのか理由も分かるように、論理的手順に則って解決してください。

① 就寝前に焼酎や熱燗を飲むと眠りやすくなる。
② 入浴時、最後に冷たい水を頭からかぶるとスッキリするので、冬でも毎回欠かさず行っている。

③ 腹が減るとふらふらする。
④ 食後眠くなってよく頭がボーっとするので昼寝をするとスッキリする。
⑤ 夜中に手掌や足底が火照る。

体操 ❻○❽

以下のストーリーをよく読んで以下の設問に答えてください。

≪ある社長の素体と病態≫

　元々、風邪をひきやすい。口内炎ができやすい。皮膚病を患いやすい。鍼を刺した所が赤く腫れたり膿んだりしやすかった、傷も治りにくく膿みやすかった。

　今回の社長の病気は、発症当初、関節痛、口内炎、発熱悪寒。脈浮、他に脈診所見で臓腑に病は見当たらないと判断する。よって、担当医の1人Pは「傷寒証」と診断し、発汗解表や解肌を中心に処方治療にあたるも、効果なし。

→　他の医者たちも社長の脈を診て、P医師と同じ診断を下す。
→　あまりに治りが悪いので、他の医者たちも焦りだす。

　そこで、担当医QとRが『金匱要略』(※58)を紐解く。「狐惑病」(※59)を疑うも、「数行の条文のみを鵜呑みにはできないよ」とPが言う。

→　社長夫人が医師P、Q、R、に向かって問う。「うちの旦那の病気は何ですの？？　処方はどうなさいますの？」

　医師Pいわく、「甘草瀉心湯(※60)です！」

　それを聞いた最も年少の医師Zが間髪入れずこう言う、「いけません！　違います！　龍胆瀉肝湯(※61)でないとダメです！」

　そうこうして、もたもたしている間に、社長の目が治療経過中のあ

る日突然見えなくなってしまった。社長夫人は焦り、医師たちも多数決で判断を下すことに。再び医師たち全員に社長の脈診所見をとらせ、皆の意見を聞くことにした。

　医師P：「気血が弱っています、肝腎陰虚（※62）によるものだと思われます」

　医師Q：「いや、私は、そうは思えません。Z医師と同じ診立てです」

　医師R：「脈は弦脈で……」

　しかしここで、息子の副社長に中断され、これまでどおり医師Pの処方に従うように説得させられてしまう。医師Zは「奥様～！　いけません！」と断固反発する。医師たちが熱心に議論する。

　医師P：「長患いで気血が弱り、肝腎陰虚となって虚火が目を襲った爲に目が見えなくなったのだ」

　医師Z：「もともと内熱がこもっていたことに加え、日頃の激務などから肝胆湿熱を生じ、その病がどんどん進行してきているために、その肝火湿熱が肝経を伝って目を襲い見えなくなったのです」

　結局、医師Pが他の医者たちに説得され、医師Zの言う通りに治療に当たった。龍胆瀉肝湯を服用させ、更に、後谿、神道、行間、筋縮などにも刺鍼し、社長は快方に向かった———というお話。

1)　医師Pは、当初、社長の病態は「傷寒証」だと思い込んでいました。

　以下の三段論法が正しい論法（推論法）となるように、例題文をよく読み、空欄①～⑤を埋めてください（ただし、「元々、風邪をひきやすい。口内炎ができやすい。皮膚病を患いやすい。鍼を刺した所が赤く腫れたり膿んだりしやすかった、傷も治りにくく膿みやすかった」

という情報は無視していたものとします）。
　「傷寒証」（注意：麻黄湯証(※63)とは言っていない）ならば、
（　　　　）が見受けられるはずである……①。当初、社長の症状に、
（　　　　）がある……②、一方で、（　　　　）がない……③。
　よって結論は、①と②より考えられることは、（　　　　）……④。
また、①と③より考えられることは、（　　　　）……⑤。

2）(ⅰ) 設問1）の④と⑤より、どういう結論が得られるでしょうか？
　　　この結論を命題αとする。
(ⅱ) 命題αの内容を矛盾律や排中律に則って、白黒はっきりさせたい。問題文中前半にその決め手となる一節があるので、そこをヒントに、理由と結論を述べてください。

3）医師Rの発言の下線部「・・・」に、医師Pの言い分と、医師Zの言い分のそれぞれが証明できるだけの必要十分となる情報群を北辰会方式の観点から、台詞を考えてください。
(A) 医師Pに賛成の場合：
(B) 医師Zに賛成の場合：

解 答

体操 6 ○ 1　風熱邪

体操 6 ○ 2

1）①雨天などの湿気の影響と、気温の低い日とどちらのほうが痛みがきつくなるか分かりますか？
ⅰ）晴れていても気温が低い時が一番痛いですか？

ⅱ）寒くなくても、雨の時が最も痛いですか？
ⅲ）寒くて雨天の日が一番きついですか？

2）
ⅰ）と断言した場合、湿邪より寒邪のほうにウェイトあり。
ⅱ）と断言した場合、寒邪よりも湿邪にウェイトあり。
ⅲ）寒邪と湿邪両方関与あり。

　解説　問診事項としては、他にも、患部を温めてどうなるか、クーラーの部屋でどうなるか、入浴による変化、いままでにどういう漢方薬を飲んだことがありその変化はどうだったか、なども有力な問診情報になってきます。

体操 ⑥ ○ ③

　まず、脈を診ているその日の患者は、「仕事で動き回って疲労感がきつく出ている」状態でのことかどうかがポイントです。
　そして、次に、仕事で動き回るというのは、具体的にどういうことか、例えば、実際営業等の外回りの仕事で、一日中重い荷物を持ちながら歩き回り、実際に肉体疲労のことを言っているのか、ただ単に忙しく事務所内をバタバタして肉体的と言うよりも精神的に疲れることをいうのか、といった確認問診が必要です。
　更に、休日の疲労感の状態がどうか、また、休日の入浴ではどの程度の倦怠感が出るのか、更に、入浴以外で精神的プレッシャーのかからない状況下での肉体負荷後の状態（スポーツや運動、散歩など）はどうか、も重要な情報になってきます。こういった情報をとってみて、もし、脈をとっているその時点でも……、
　１）肉体疲労を訴えていない場合
　　⇨　体表観察情報と一致しており、その時点での気虚の程度は軽

いと診て良い。
２）肉体疲労を訴えている場合
　⇨　体表観察所見を優先させて良いが、瀉法する場合は慎重に行い、脈力や舌がどう変化するかに注意しておく。

体操 6 ○ 4

　①②より、「ある腹痛下痢あるいはすべての腹痛下痢は、脾兪や太白に虚の反応が出る」……（A）。

　②③より、「脾虚の程度がひどいと、脾兪や太白に虚の反応が出るのみならず（かつ）排便後に倦怠感が出る」……（B）。
（③は、「排便後に倦怠感が出ないならば、脾虚の程度がひどくない。」……③´と同義である）

　（A）（B）より、「"ある"脾虚の程度がひどい腹痛下痢、あるいは"すべての"脾虚の程度がひどい腹痛下痢は、脾兪や太白に虚の反応が出るのみならず（かつ）、排便後に倦怠感が出る」……（C）

　ド・モルガンの法則により、「脾兪や太白に虚の反応が出ていない、あるいは排便後に倦怠感が出ない、ということならば、脾虚の程度がひどい腹痛下痢ではないかもしれない。」……（C）´（この命題（C）´は、命題③´と何ら矛盾していない）。

　④と（C）´より、「この患者の腹痛下痢は、脾虚の程度がひどい腹痛下痢ではないかもしれない（脾虚の程度がひどくない、あるいは、脾虚ではない可能性もある）」

補足解説

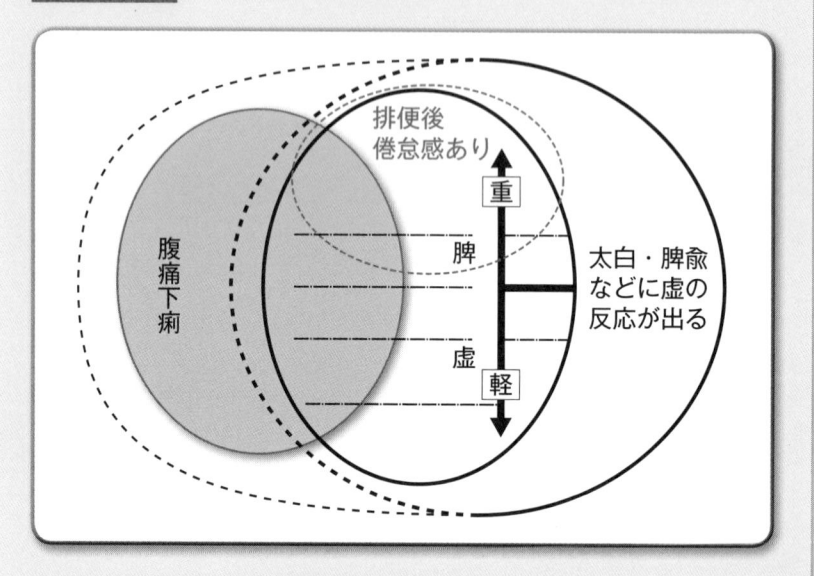

[図：腹痛下痢、脾、虚、重・軽、排便後倦怠感あり、太白・脾兪などに虚の反応が出る]

　命題（A）は、②の命題をベン図に示す時に、上図のように、「太白・脾虚などに虚の反応が出る」というエリアが、「腹痛下痢」のエリアを2分するようにまたがるか、あるいは、すっぽり包み込むかの2通り考えられる（点線エリアのように2通りの可能性を考慮しておく）。
　よって、命題（A）のように、"ある"あるいは"すべての"の2通りを盛り込んでおかねばならない。

　命題③′は、「対偶律」により、AならばB、あるいは、A＝Bの時、「BでないならばAではない」という命題が導き出せる。

　命題（C）に、「ド・モルガンの法則」を適用させてみる。「（AあるいはB）ではない」＝「Aでない、かつ、Bでない」を活用する。

　命題（C）は、「"ある"脾虚の程度がひどい腹痛下痢、あるいは"す

べての"脾虚の程度がひどい腹痛下痢は、脾兪や太白に虚の反応が出るのみならず（かつ）、排便後に倦怠感が出る"

　ド・モルガンの法則により、「（脾兪や太白に虚の反応が出ていない、あるいは排便後に倦怠感が出ない）」ということは、「（脾兪や太白に虚の反応が出る、あるいは排便後に倦怠感が出る）ではない」ということで、ド・モルガンの法則の左辺に相当している。一方、右辺に相当するのは、『（脾兪や太白に虚の反応がない場合）「すべての脾虚ではない」（命題②より）、かつ、（排便後に倦怠感が出ない場合）「脾虚の程度がひどくない」（命題③より）』ということになる。左辺部分と右辺部分がイコールということになるので、「脾兪や太白に虚の反応が出ていない、あるいは　排便後に倦怠感が出ない、ということは、すべての脾虚ではない、かつ、脾虚の程度がひどくない」ということになる。これは、命題（C）´：「脾兪や太白に虚の反応が出ていない、あるいは排便後に倦怠感が出ない、ということならば、脾虚の程度がひどい腹痛下痢ではないかもしれない」と同義である。

体操 ⑥ ○ ⑤

① 寒戦の病因病理の可能性について**「寒戦ならば、寒邪による太陽病か、陽虚寒盛か、内熱（熱毒含む）か、瘧疾による少陽での邪正抗争かのいずれかだ」**……（命題A）

② 山椒（蜀椒）は、小毒で辛味、大熱の作用あり。陰虚や熱証の者には禁忌である。脾胃や肺・腎に帰経し、散寒止痛・燥湿のはたらきがある。

「山椒を摂り過ぎると、身体を多いに熱すはたらきがある」……（命題B）

第七章　消去法

（問題文中）「山椒をのみ続けたら寒戦がひどくなった」……（命題C）

命題BとCより、
「身体を熱する治療をしたら寒戦がひどくなった」
＝「身体が冷えて起こっている寒戦ではない」……（命題D）

命題AとDより、
「この患者の寒戦は、**内熱（熱毒含む）か瘧疾による少陽での邪正抗争によるもの、あるいは、その両方のいずれか**である」……（結論命題）

補足
山椒の種は「椒目」といって微温の作用で腎に帰経し利水・平喘の作用がある。

体操 6 ○ 6

〔解答例A〕①②④⑤⑥⑨をまず選ぶ。
　①④より、表証の可能性を消去できる。更に⑨より、裏証だ。
　④⑤⑥より、心肝に何らかの問題がある可能性がある。
　②により、心肝に問題があり、それが引き金になっている可能性大だ。
　②の内容により、内傷七情による心肝の問題だ。

〔解答例B〕①②③④⑤⑥⑨をまず選ぶ。
　今、③を確認できた。しかし、①と矛盾する（そこでさらに背候診と腹診を数分ほどかけて入念にしてみた）。すると、④⑥だ。
　（それを確認した上で、もう一度脈を診てみた）すると③ではなく⑨になっている！
　④⑤⑥から、先程表証かと思いきや、気滞表証だったのかもしれな

い。だから病理の中心は「裏」にある。しかも、④⑤⑥から心肝がどうもあやしいな。②に一致する。ゆえに、内傷七情による心肝の病だ！

| 補足・注意事項 |

◆**①を選ばなかった方**
➡ 発症してから1週間の間、どういう治療をして変化がない（あるいは悪化した）のかを知ることで、病理解析の大きなヒントが得られます。

◆**③と⑨を選んだが解答例Bのようにできなかった方**
➡ 矛盾律・排中律を復習してみてください。

◆**⑨を選ばず③を選んだ方**
➡ 表証どまりで結論にたどり着けないはずです。①と矛盾することに注意してください。

◆**⑦⑧⑩を選んでしまった方**
➡ 問診は目的意識を持って行わないといけませんので、弁証解析に無益な情報は切り捨ててください。

◆最終的な決め手は②です。ゆえに、問診における患者のおかれている環境や悩み事の内容を聞き出すことはとても重要なことです。②を引き出せないと、内傷七情の問題が大きくかかわることが「推測」レベルになってしまいます。

体操 ⑥ ○ ⑦

1)「矛盾」

■ 補　足 ■

　2つの命題のうち、一方が「偽」で他方が「真」の場合「矛盾」といい、双方共に「偽」の可能性がある場合は「反対」という。第2章（2）矛盾律で学んだ。

　命題（B）について考えてみましょう。訴えている内容自体は一応「真」であるが、「偽」に転化する可能性を孕んでいる。なぜなら、化火気逆を証明できる別の問診事項を引き出せる可能性があるからである。

2）命題（B）で、「化火気逆」を証明できる情報を選べばよい。そうすれば、問診事項と体表観察情報（命題A）が一致し、矛盾でなくなる。①〜⑤の中で、化火気逆に関係ないものをまず消去してみると、①③④⑤が消去できる。

　なぜならば、①は気鬱や気滞を示す、③は脾虚による脾の昇清作用の低下、④は脾虚湿生または湿困脾土、⑤は陰虚（火旺）を示す可能性があるが化火や陽亢を証明するには到底及ばない。残ったのは②のみ。

　②「入浴時、最後に冷たい水を頭からかぶるとスッキリするので、冬でも毎回欠かさずしている」

　もし、化火（熱証）でない場合、「冬でも冷水を浴びること」は考えられない。また、「頭からかぶるとスッキリする」ということから、熱が上（頭）に及んでいる、つまり化火気逆の可能性が大きいといえる。患者自身は、のぼせ症状を自覚していないようであるが、この入浴時の習慣はのぼせ（熱証をともなう気逆）を証明できる有益な情報である。この情報によって、命題（A）との矛盾が解消される。

体操 ❻○❽

1)
① 頭項強痛、悪寒、関節痛、嘔逆、脈浮緊、発熱、あるいは、これから発熱がなくともこれから発熱しようとしている
② 関節痛、発熱、悪寒
③ 頭項強痛、嘔逆、脈浮緊
④ 「傷寒証」の可能性はある
⑤ 「傷寒証」とは断定できない可能性がある

補足 『傷寒論』辨太陽病脉證并治上第五に、傷寒証の定義が書かれている。「太陽之爲病、脉浮、頭項強痛、而惡寒。」「太陽病、或已發熱、或未發熱、必惡寒、體痛嘔逆、脉陰陽俱緊者、名爲傷寒。」

2)
(ⅰ)「傷寒証かもしれないし、傷寒証ではない可能性もある」
(ⅱ) 文中に、「発汗解表や解肌をしたが効果がなかった」とあることから、「単なる傷寒証ではない」という結論が導き出せる。

補足 臨床においても、その場で立てた証に対して、正しい治則治法に則り、正しい選穴をし、正しい術を施し続けても、一向に緩解しない場合は、初めに立てた証が「偽」であると判断する。そして、「真」なる証を導き出すために、再度四診し、分析し直さなければならない。

3)(A):(弦脈)ではなく、細くあるいは軟滑で脈力が弱く按じてつぶれます。押し切れの脈法も一指（二指）で押し切れます。また、舌診所見も紅絳で胖嫩気味、舌に力がありませんし、烈紋も生じてきています。舌苔も以前よりも剥がれやすくなってしまっ

ており、無苔傾向になってきています。五心煩熱や腰膝酸軟、尿の出が悪い、腎兪や志室、肝兪、太谿や照海、湧泉、太衝など、肝腎にかかわる穴所が虚しております。更に腹部においても、特に気海や関元、大巨あたりの反応がよろしくありません。顔面気色診でも、腎の部位に艶なく、顴髎あたりの赤みがきつく出ています。何より、社長は全身倦怠感がひどくなってきていると言っており、動くと倦怠感が増してきています。

（B）：（弦脈）で、脈力は十分にあり、押し切れません。また、舌自体に力が十分入りますし、舌苔もしっかりと生えており、剥がれません。特に舌尖部〜舌辺部にかけて赤みが強く、無苔気味で紅刺紅点が多数あります。しかも紅刺がドーム状に盛り上がっています。内関や太衝、行間、侠谿、肝兪や胆兪に実と熱の反応が顕著に出ております。また、筋縮や中枢、神道にも圧痛が顕著に出ています。腹診においても、肝相火の邪がきつく、章門あたりにきつい熱感があります。心煩したり、目の充血が見られ、尿の色も濃く、口渇があり冷たいものを欲しておられます。また、"突然に"目が見えなくなったことからも、実邪がきついことを示しています。顔面気色診でも全体に赤色が顕著で、特に肝胆の部位が赤く帯状になっています。

補足 腹診の詳細については、藤本蓮風著『弁釈鍼道秘訣集』（緑書房）、顔面気色診の詳細については、藤本蓮風著『鍼灸医学における実践から理論へ（Ⅱ）』（たにぐち書店）、舌診については、藤本蓮風共著『針灸舌診アトラス』（緑書房）、脈診については、藤本蓮風著『胃の気の脈診』（森ノ宮医療学園出版部）を参照ください。

第8章 形式論理学の有用性と限界

日々臨床していると、気候の変化や異常気象、患者のメンタル面の変化、生活環境の突然の変化に伴う生活リズムの変化などによって、様々に病理が変化することがわかります。そういう状況下で、「論理的にはこうなのに、こうなるはずなのに……」という"壁"が出てくるケースもあります。それもそのはず。この医学は"変化変転"をこそ、よりリアルに察知認識して対処していく医学だからです。

堀　内：形式論理学って、すごく、法則にシバラレテルって感じがするでしょう？

マロン：でも、しょうがないでしょ、筋道立てて、順序を守って、という繰り返しなんだし……。

あずき：でも、世の中には、「例外のない規則はない」って言いますよね。形式論理学にも例外が案外たくさんあったりするんでしょ？

マロン：さっきも、確か、公孫龍という人の"馬の命題"で、矛盾律と排中律が崩れて、どうのこうの……って言ってたやん。

堀　内：そうなんです。ま、例えて言うなら、形式論理学は、2次元的で固定的な論理学っていう感じだと思います。時間軸がその中にないんですよね、だから、**運動変化を捉えきれない一面を持っていますよ**ね。

きなこ：形式論理学には限界があるっていうことですね？

1　形式論理学の有用性

堀　内：そう、限界があります。でも、有用ですよ、形式論理学は。実際、過去〜現在〜未来っていう風に、時間が進んでいきますよね。

```
──────────────▶
        ▲▲▲
(過去)   (現在：初診時)        未来
```

現在（初診時）という１時期（１ポイント地点）において、現在訴えている症状群、その特徴、体表観察情報を形式論理学に則って分析すると、"その時点"における病態は十分把握できます。

マロン：そりゃ、その通りだと思う。

堀　内：でも、初診時点において、"患者と初めて対面した時"と、"問診を終えて体表観察に移った時点"と、"体表観察を終えた時点"での患者の病態はすべて完全に同じでしょうか？

あずき：いや、違う。

堀　内：……ですよね。そもそも、「諸行無常」(※64)ですよね。

あずき：時々刻々と変化するのが普通だと思います。

マロン：ましてや、「現時点」だけをみて、未来は「こうなるぞ！」と断定することなど、相当困難だよね。

堀　内：そうなんです。でも、

```
──────────────▶
 △   △   △  △  △  ▲▲▲
(過去)            (現在：初診時)  未来
```

形式論理学で「あれかこれか」と分析する時間ポイントを細かく細かく設定すれば、その患者の過去における一定の病理パターンが出てきますし、現在（初診）における病態まで、ノンフィクションストーリーとして（あくまで理論上）導き出すことができる、と思いませんか？

きなこ：できますよ！　できるはずです。

あずき：できるね。だって、点の集合が線でしょ、時間もいわば同じこと！

堀　内：その際、重要なポイントと言いますか、条件が３つあります。

マロン：まず、「患者が過去にあった事柄を正確に覚えていること」。
あずき：かつ、患者が「嘘の発言をしないこと」。
きなこ：もし、嘘を言ったとしても、「術者は嘘を見抜いて有用な真の情報を多く引き出す必要がある」ということ、ですか？
堀　内：まさに、その通りだと思います。

2　形式論理学の限界性

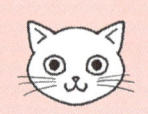

きなこ：そうやって、1つずつ、過去のこと、現在のことを調べていって、その患者さんの傾向性をつかんでいくんですね。その時に形式論理学を駆使する、ということですよね？
堀　内：そうです。で、引き出しえた情報がすべて真だと仮定しましょう。でもね……。

① よくある"思い込み"による誤った判断

あずき：でも??
堀　内：「必要条件、十分条件」の所であったでしょ。「必要であることと、十分でないこととは、何ら矛盾しない！」。
マロン：十分条件から外れても、必要条件を満たす場合があり、それは矛盾ではない！
堀　内：そう!!
　　　　α^1：「脈が弱く押し切れ、入浴などの肉体負荷をかけると倦怠感が増す」
　　　　β^1：「気が虚している（気虚である）」という例題を前にやりましたよね。
　　　　「気が虚している（気虚である）」こと（β^1）は、「脈力が弱く押し

切れ、入浴などの肉体負荷をかけると倦怠感が増す」ということ（α^1）の必要条件であり、「脈が弱く押し切れ、入浴などの肉体負荷をかけると倦怠感が増す」（α^1）ということは、「気が虚している（気虚である）」（β^1）ということの十分条件でした。もし、非β^1（「気が虚していない」）ならば、「脈力が弱く押し切れたりせず、入浴などの肉体負荷をかけて倦怠感が増すことがない」（非α^1）、ということになります。では、非α^1（脈が弱くなく、押し切れもない、入浴などの肉体負荷をかけても倦怠感が増さない）だとしても、「30分までの運動なら倦怠感は出ないが、それ以上になると全身倦怠感が顕著に出てくる（命題α^2とする）」場合とか、「発汗量が多いと少し倦怠感が出る（命題α^3とする）」場合はどうなります？

きなこ：β^1（気虚である）の範疇に入る可能性が十分にありますよ。

あずき：ある、ある。それとか、「疲労倦怠感などの症状を自覚していなくとも、胖嫩ぎみの舌で、多くの原穴や背部兪穴に虚の反応が顕著に見られる（命題α^4とする）」場合とか……。

マロン：これも、やはりβ^1に含まれる可能性が十分にあるよね。

堀　内：そう。つまり、問診事項や体表観察で得られた情報から、β^1（「気虚であるということ」）を導き出すために必要な情報って何かな？ということを考えて欲しいんです。

きなこ：α^1〜α^4のいずれか、あるいはすべてから、導き出すことは可能やし、論理的におかしいことは何一つないですね。

堀　内：そう、でも、生体を相手にする場合はね、α群がすっぽりとβ群の範疇に入っているのかどうか（入ったままなのかどうか）という所に問題点があるんですよね。

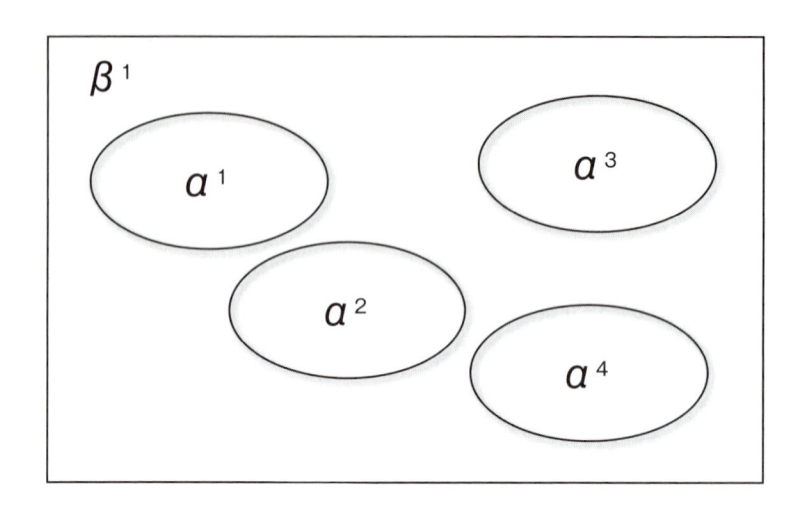

[図: 大きな四角 β^1 の中に、4つの楕円 α^1, α^2, α^3, α^4 が描かれている]

あずき：なるほど。もう少し、リアルに噛み砕いてみてくださいよ。

堀　内：こういう患者さんがいたとしましょう。「普段は、お風呂に30分つかって、全部で50分くらい入っても全然倦怠感を感じない、それどころかすっきりする。でも、日帰り登山で六甲に行って7時間ほど急な登り降りをして帰ってきたらすごく倦怠感を自覚する。そういう時にお風呂に入ると、5分くらいで余計に倦怠感が増してしまう。だからといって、汗が止まらないほどだらだら出続けることはない。実際、普段の脈は重按で力があり、押し切れもないが、登山をした翌日来院された時には、必ず脈力が弱く、舌も胖嫩気味になっている」

きなこ：2か所の点線部分は、非α^1（「脈が弱く押し切れ、入浴などの肉体負荷をかけると倦怠感が増す」ではない、ということ）であることを示していますね。

マロン：もし、この点線部分の情報しか得られていなかったら、「この患者は、気虚ではない」と判断するかもしれないね。

堀　内：そうですよね。更に飛躍して「この人は気虚にはなりえないはずだ。とっても丈夫だ！」そして、更に飛躍して、「瀉法を続けても、ちょっとやそっとでは気虚を起こさないだろう」と判断してしまう

かもしれませんよね。
きなこ：ありうる！　ありえますよ！
堀　内：形式論理学の立場からしても、**非α¹だからといって、即非β¹としてはいけませんよ！**　非β¹であることを証明するには、**限りなく、β¹と必要十分条件の関係にあるα情報群を否定できなければいけません**よね。
マロン：だから、さっきの患者さんの波線部分の情報を得た場合、非β¹を絶対的に否定するのは困難だね。
堀　内：更に、ぼくたちの実際の臨床現場での例を１つ。「気虚である……（命題P¹）。気虚に対しては補法するのが健全な方法だ……（命題Q）。この患者は気虚だ。だから、この患者には補法をするのが健全な方法だ」。この論理展開、問題ないですよね。

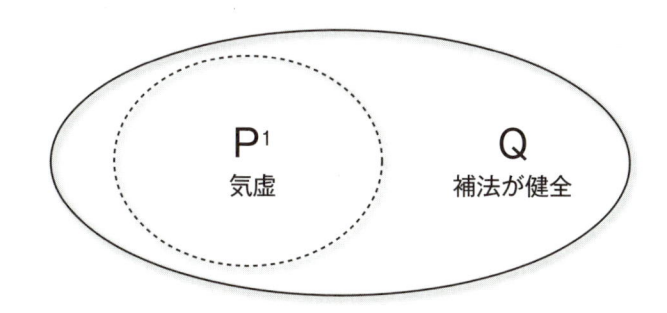

では、命題P¹を細かく分類するとどういうことが起こりますか？

きなこ：え？　「気虚である」を細かく分ける？
あずき：例えば、こういうこと？　P²として、「全体としてはひどくなく、部分的、相対的な気虚(※65)」、P³として、「日常生活で無理はしないほうが良いレベルの気虚」、P⁴として、「日常生活もままならないほどの気虚」。
堀　内：そうです。気虚の程度、"軽重"という観点で分類した場合、さっきの図にこれらを入れてみてくださいよ。

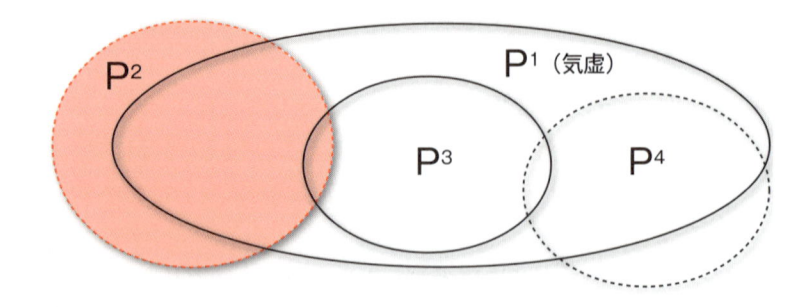

こんな感じの図になると思うんですよ。

P²なんて、瀉法で治す場合も多いから、P¹からはみ出すでしょ？
P⁴も、単なる気虚のエリア内ではなくなってきますよね？

あずき：P⁴くらいのひどい気虚になると、血虚や陰陽両虚にもまたがってくるだろうし。

マロン：このどこに入るかで、補法は補法でも、その程度とか置鍼時間とかも変わってくるよなぁ……P²くらいなら、瀉法して解決できる場合も多いしなぁ……。

堀　内：で、これに、先程のα¹〜α⁴を入れてみましょう。P²〜P⁴のどこに入ります？

（α¹）「脈が弱く押し切れ、入浴などの肉体負荷をかけると倦怠感が増す」

（α²）「30分までの運動なら倦怠感はでないが、それ以上になると全身倦怠感が顕著に出てくる」

（α³）「発汗量が多いと少し倦怠感が出る」

（α⁴）「疲労倦怠感などの症状を自覚していなくとも、胖嫩ぎみの舌で、多くの原穴や背部兪穴に虚の反応が顕著に見られる」

きなこ：α¹なんて、何分入浴できるかで、P²であったり、P³に入れるべきであったり、P⁴かもしれません。

堀　内：そうなりますよね。

第八章　形式論理学の有用性と限界

マロン：$α^1$～$α^4$全部が、すっぽりとP^1の範疇に属しきる、とはいえなくなるね？

あずき：それに、術者のレベルによって、変わってくるよなぁ……。「もう、脈弱くって、3分入浴したらもうしんどくてダメで、舌も色褪せてる」っていう患者さんがいたとして、初心者にとっては、P^4に入るかもしれないけど、蓮風先生みたいな名人にかかったら、P^2くらいになるかも。

きなこ：ほんとだ！

堀　内：その患者が属するP群の種類により、また、術者の能力によっても、気虚の重度の判定しかり、診断に伴う補法の仕方とか、いろいろ変化してきますよね。

あずき：同じ気虚の患者さんでも、昨日はまだ元気で散歩にも行くことができていたけど、今朝からあまりにも倦怠感が強く出過ぎて動くことがままならない、とかもあるからねぇ。P^1～P^4の間を行ったり来たりしてる患者さんも居るよ。

きなこ：時間が推移すると、当然変化するし……。

堀　内：そうなんですよ。"時間的推移の中で"、とか、"術者の技術レベル"という要素とか、"天候や季節、月齢、地理などの状況"に応じても命題どうしの範疇が変化することが十分ありえるわけです。

マロン：**三因制宜**（さんいんせいぎ）やね！　**因人制宜**（いんじんせいぎ）、**因地制宜**（いんちせいぎ）、**因時制宜**（いんじせいぎ）。

あずき："人によって"（因人）、あるいは"その地域、土地の風土によって"（因地）、あるいは"季節や時間帯、あるいはその年の運気などによって"（因時）、いろいろ変化するものね。

堀　内：東洋医学は天人合一、天地自然を大宇宙としたら、人間は小宇宙という思想哲学ですよね。だから、月の満ち欠け、風の向き、気候風土などにも多いに影響を受けている、と認識していますよね。**橋本浩一先生の『内経気象学入門』**（緑書房）に詳しく書かれてありますので、ここでは割愛させていただきますね。

きなこ：そうか、変化変転するなかで、この形式論理学をいかに活かすか？

堀　内：そうなんです。形式論理学でもって、ころころ変わりうる状況で立

163

体的にその変化を捉えることはきわめて難しい……。
きなこ：変化、運動の推移を捉えるのが実際問題、難しいということですね！
堀　内：その通りです。

② あの"3本柱"が崩れる!?

堀　内：そもそも、形式論理学というのは、いつでもどんな場合にでも通用する絶対的なものかというと、そうではないんです。
あずき：きわめて合理的といえば合理的だよね、ある命題の真偽を決める場合に、「排中律」によって、"真"か"偽"か、必ずどちらかはっきり決まる、という法則があるしね。
マロン：中途半端はなくなるよね。
きなこ：でも、その排中律が崩れていた例ありましたよね？
あずき：「白馬は馬にあらず」やね。
堀　内：そう、形式論理学の3本柱が崩れるということが起こってきます。先程の、「日常生活もままならない程のひどい気虚」といった場合もそうですよ。気虚は気虚でも、そのレベルが重くなれば、気虚のみならず陽虚とか血虚とかも入ってきて、気血両虚(※66)とか気陰両虚(※67)とか陰陽両虚(※68)とか、"気虚"という「同一律」も厳密にいえば、変化してきますよね。
あずき：形式論理学においては、「同一律」は話の途中で別のものに変化したりするのはタブーだったよね。
きなこ：現実は、変化しますよね。
マロン：東洋医学自体、精血同源(※69)とか、肝腎同源(※70)とかで分けられそうで分けられないようなニュアンスを残してみたり、気の転化作用(※71)とか、陰陽転化とか、寒が熱に転化した、とか、同一律が一気に変化することもあるし、同一律の部分の中に曖昧さを含めてるよな……。
堀　内：その通りです。そもそも、「気一元」の世界観から成り立っている

医学ですから。

③ 東洋医学の世界観、人間観

堀　内：面白い古典があるんですよ。『墨子』のなかの『墨経』の部分。この中にね、光学・力学・幾何学・論理学などのジャンルの問題に対して理論的に究明しようとしている部分があるんです。

きなこ：へ〜！　すごいですね。

あずき：墨家が"東洋の形式論理の元祖"といわれているのも、そういう実績があったからやろうね。

堀　内：その中で、「1つの物体を2つに分け、更にその半分を2つに分け、……以下このように分割を続けていくと、ついには分割できない"端"に至る」と述べてるんです。「莫不容尺、無窮也」と。つまり、「無限大」の存在を認めているんですよね、量りきれないことがあるよ！ということを。

マロン：そういえば、『荘子』にも、「至大無外、至少無内」ってあったような……。

堀　内：さすが！　『荘子』天下編に出てくる恵施の論です。「至大無外、謂之大一。至小無内、謂之小一。」

きなこ："至大は外無し、之を大一という。至小は内無し、之を小一という。"

あずき：「無限の大きさには外側はなく、これを大一という。無限の小ささには内側はなく、これを小一という」という意味やね。

マロン：無限大、無限小、いずれも"一"か。

堀　内：そう、無限大や無限小があるという認識を持っていたし、これは、「時間・空間を超越する一見、不合理なことがあるよ」、ということを諭していると思うんです。

きなこ：確かに、不合理ですね、無限大でも無限小でも「一」に帰結すると！

堀　内：更に、その天下篇の中で、次のようなことも書かれてあります。「一尺之棰日取其半、万世不竭」

あずき：「一尺の棰を毎日、前日の残りの下半分を繰り返して行っても、永

遠に取り尽くすことはない」

堀　内：そう、第1日は1／2、2日目は1／2²、第n日は1／2ⁿ、……これを繰り返していくと……？

マロン：ゼロに向かう！

堀　内：そう、でも、完全にゼロにはなりえない。永遠にその極はなくなることはない。ゼロか100か、あるかないか、真か偽か、という二律背反的な決め方をするのが形式論理学の特徴です。でも、荘子の言うように、完全なゼロにはなりえないんだったら、"絶対的にあるかないか"とか"真か偽か"って決め付けられないこともあるかもしれないよ、という教えでしょうね。

きなこ：荘子のムチを半分ずつ減らしていく話で、ふと思ったんですけど……。人間の身体も細かく、パーツパーツに分け過ぎて、細かく分類し過ぎたところで、その本質はとうてい測れるものでもないような気がするんですけど……。

あずき：うん！　細かいパーツに分けることは有益な場合もあるだろうけど、やり過ぎても何の意味をなさないことがあると思うね。

きなこ：パーツにこだわり過ぎて、結局、元の全体像が何だったか、さっぱり分からんようになった、という話も、たしか『荘子』にありましたよね？

マロン：ある、ある。たしか、"コントン"という名前の……。

堀　内：細かく分類して細分化していっても、絶対的な無にはなりえないでしょうね。仏教でいうところの「空の思想」や、量子力学でも、そういう結論になっていると思います。分子、原子、中性子……というように、どんどん細かくみていって、何もないのかな？というと、何もないようで、何かある、ってね。

きなこ：「空」って、何もないという意味ではないんですよね？

堀　内：はい、違うと思いますよ。何もなかったら、唯物論になっちゃいますね。「気」そのものも否定されてしまいます。「気」って、普通は目には見えず、物体として「ほら、これが気やで」と取り出して見せたり触らせてその感触を確かめることもできないけど、あるかな

いか、と言われると、現にあるでしょ。見えないけど。「空」もそういうことだと思うんですよ。何もないということではなく、**あるものが時間的な経緯の中で変転してゆく様であり、固定化した実体がない**ことを意味しているんでしょう。ね？　これが真の"空"の意味ですよね。

マロン：「**陰極まれば陽となり、陽極まれば陰となったりすることもある！**」ということやね。

堀　内：そう、Ａ＝Ｂであったものが、ある時点、ある環境下においてはＡ≠Ａ、あるいはＡ≠Ｂとなることがあるんですよ。

きなこ：矛盾してるよっ!!

堀　内：形式論理学では矛盾であっても、現実の現象とか本質においては、矛盾だ！と言ったところでそんなの崩れちゃうんですよ。

きなこ：そうしたら、同一律も矛盾律も排中律も当てはまらなくなるじゃないですか……。

堀　内：そうなんですよ。「形式論理学」のみでは限界が来る可能性が十分にあるんです！

きなこ：わけ分からなくなってきませんか？

堀　内：わけ分からなくて当然です。**時間的な経緯の中で変転し続ける「気」が主体となる我々"人間"の病態を正確に把握するには、どうすればベストだろうか？**というのが次のテーマになってきます。

マロン：それには、形式論理学では限界がある。

堀　内：そう、限界なんだけども、分析するには必要不可欠な論理学なんですよ、何遍も言いますけど。

マロン：ついに、登場か？　弁証法論理学！

堀　内：そうです。いよいよ、弁証法論理学の出番です。でも、ここでは、まず簡単にごくごくエッセンスだけ理解しておいてください。

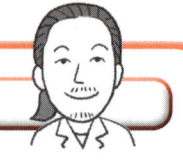

> ### ポイント
>
> 自然の法則は、まさに「変化変転」することにある。
> 天人合一思想をベースとする東洋医学も然り。
> 運動変化、変化変転を捉えようとする時、「形式論理学」に限界が来ることがある。
> しかし、「その場」「その時点」での「その人」の病態を把握するためには、形式論理学が必要かつ有用であることを忘れてはいけない。
> そして、その先に意識すべきは、「弁証法論理」の世界である。

第9章 「弁証法論理学」入門

> 　ダイナミックな変化変転を捉え、診断し病理解析していくために必要なことは、形式論理学を踏まえつつも弁証法論理による思考もできるようになることです。また、弁証法論理のなかにも実は形式論理学が基本となって充分に活用できる面もある、ということを認識しておくことだと思います。

きなこ："弁証法"って、北辰会では、八綱弁証（※72）とか臓腑経絡弁証（※73）とか、六経弁証（※74）、って使いますよね？　あれのことですか？

堀　内：違います。でも、そのベースには形式論理学と弁証法論理、どちらもあります。あとでやりましょう。まずは、哲学用語としての「弁証法」から。

1　哲学用語としての「弁証法」

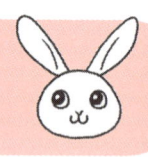

堀　内：弁証法には、いろんな意味があるみたいです。"ふ～ん"程度に聞いておいてくださいね。弁証法とは、「エレア派のゼノンの論理的な結果を吟味することによって反駁（※75）する方法」とか、後期プラトンの「分割の方法、もしくは類を種へとくりかえし論理的に分析する方法」とか、アリストテレスの「単に蓋然的（※76）であったり、ただ一般的に承認されているにすぎない（不確実な）前提を用いる論理的な推論や議論」のことであったり、**ヨーロッパ中世全体では「形式論理学」のことをも意味していた**そうです。あと、カントとか、マルクス・エンゲルスとか、キルケゴールという哲学者の弁証法とかもあります。ただ、現代では、弁証法といえば、「ヘーゲル（※77）の弁証法」とほぼイコールになっています。ヘーゲルは、「定立と反定立（※78）を経てこの対立の総合に達するところの思想と実在の論

理的な発展」として捉えているようです。「正－反－合」の形式による弁証法です。
あずき："ヘーゲル"って聞いたことあるね。「正－反－合」って何？
堀　内：「正－反－合」というのは、最初の命題を「正」とすると、これに矛盾する別の命題が「反」です。それら矛盾する２つの命題が、一段高い総合的な命題に統合される一連の過程のことを言います。この統合された命題が「合」です。この過程が、「正－反－合」です。
マロン：日本人では居ないの？
堀　内：西洋哲学のみならず、東洋哲学も研究され、「正－反－合」によって、西洋哲学と東洋哲学を止揚(※78)した、西田幾多郎先生(※79)がいますね。この方も、すごく有名です。
きなこ：え？　こういう人たちが説いた弁証法を全部マスターしないといけないんですか？
堀　内：いや、その必要はないです。これからやるエッセンスだけおさえておいてください。

2　"弁証法"と東洋医学の「弁証」

堀　内：こう覚えておいてください。**「絶対と相対、無限と有限、静止と運動、生と死」というような、ほとんど統一不可能と思われる究極的な対立をも、決して固定化することなく、そういう一見矛盾に思える対立さえも流動化することによってこれを結び付ける、きわめてダイナミックな思考法。**
あずき：いわば、**「運動の論理」**ということでしょうかね？
堀　内：その通りです。"固定化"しないんです。現実とともに変転運動しながら、そのもつれや矛盾点を、真っ向から否定しにかかるのではなく、無理なくゆったりと解きほぐそうとする、とても柔軟な思考

法ですね。
マロン：「弁証法」というのは、"現実を具体的に把握することを目指すという意味で、かなり具体的な思考法"なわけだ！
堀　内：その通りです!!　ただし、弁証法も、（というか）いかなる思考法も、必ず、一定の最小限の形式論理に従わなければいけません。
あずき：そりゃ、最小限の形式論理をも無視する思考があるならば、そういう思考法は普遍性もなくなるし、正常ではない思考になるよね。
きなこ：虚言、妄想の類？
堀　内：そうですね。しかも、弁証法というものでは、現実が絶えず変化変動している以上、現実を把握しようとする思考も絶えず運動していないといけません。
マロン：初診時に気虚だったから、「3日後の今日も気虚だ！」と思い込んだらダメだよ、と。実際に診察して「どうも、気虚というより、気滞血瘀とか湿熱ではないのか？」と。当初の気虚から、当初は見受けられんかった邪実に変化しているかもしれないな、という具合かな？
きなこ：とっても、常識的な考え方ですよね。
堀　内：そう、その変化を意識しつつ、その場、その時の患者さんの状態を把握するために、必要不可欠なものとして……。
あずき：さまざまな「網」があみ出されてきたわけだ!!
きなこ：それが、東洋医学の「弁証」という網!!
堀　内：その時々において、病態を"ある程度の幅を持ってはいるが、かなり正確な網"、いわば、"ものさし"でもって、解析できたら便利でしょ！
マロン：そして、この弁証の網には、未来予測（予後）の力も持っている……。
きなこ：いかに信憑性の高い「証」（病の本質）を導き出すか。
堀　内：そう！　この"「証」を弁える"ことも「弁証」と言いますけど、証を弁えるまでに、どういう素体・体質なのか、そして、どういう原因で、どういう誘因で、なぜその部位に、なぜその症状が出たの

　　　　か、という「病因病理」を解析しますよね。その時にも、思考・解析する考え方のベースには、形式論理学を包括した「弁証法論理」が必要なんですよ！
きなこ：なるほど！　季節や時期、あるいはメンタル面の状態によっては、形式論理学的に、100％固定化した方程式のようには（教科書的には）症状が出てこない場合もあるよ、と。柔軟に考えないと分析しきれませんよね。
堀　内：四診情報を基に分析して捨象したりする時に、三段論法、背理法や帰納法によってすでに確実とされている情報を基に「消去法」を用いますよね。つまり、形式論理学をベースにしているんです。ただ、考え方・分析枠に"ややゆったりとした幅"をもたせること、つまり、「弁証法的思考」によって、時にはガバっと大きく捉え、またある時には細かく解析はするんだけれども最後には再び大きく全体を捉えることによって、さまざまな運動変化にも柔軟に対処対応してゆくことができます。
あずき：まさに、臨機応変！
マロン：「八綱弁証」のみでガバッと大きく捉えることが最重要な時もあれば、ある時は更に細かくどこの臓腑にどんな邪気がどの程度存在するのかを知るために、「臓腑経絡弁証」・「気血津液弁証」・「病邪弁証」や「六経弁証」などを使う。
きなこ：正気の弱りと邪気の程度のおおよその比重や主従を明らかにするために、「正邪弁証」を……。
マロン：陽明気分の実熱で、素体も実熱傾向にあれば、もたもた治療が遅れている間にも、営血分（※80）にまで病位が深くなるかもしれない、という予測も立つし……。
きなこ：今、少陽病の段階だけど、素体に脾虚が一定みられるから、もう、太陰病に移行してきている段階かもしれない……とか。
堀　内：八綱弁証、気血津液弁証、正邪弁証（※81）、病邪弁証、臓腑経絡弁証、六経弁証、衛気営血弁証、そして、空間弁証（※81）。これら、いろいろな大きさの"網"を、臨機応変に使い分けることで、病因

173

となっているもの、病態がいまいかなる状況にあるのか、という可能性を分析することができるのです。

あずき：蓮風先生の空間論のテキスト『上下左右前後の法則』（メディカルユーコン）の中にも、ちょうど魚を捕まえる時に、魚の大きさや種類に応じて網の大きさを変えないといけないように、患者の病態を把握する場合も、その患者の状態に応じた分析の仕方、弁証の種類を使い分けないといけない、という喩え話が出てたね。

きなこ：ありましたね！

マロン：そうか、で、その結果、病因病理を含めた病態を的確に把握して、適切な治療をして、その結果から未来（予後）まで、ある程度予測することも可能となる！

堀　内：はい、その通りです。**初診時の弁証と、再診の時の弁証で、また使う弁証が異なる場合も当然ありますね。**

きなこ：外邪が突然影響している、とか、突如、陰陽転化した、とかもありますしね。

堀　内：更には、前章でも少し話題になりましたが、相当ひどい虚証なんだけれども、その正気を弱らせている邪実を駆邪しなければいけない危急段階においては、補法ではダメな場合もある、でも、補法する術と器量しかこちらになければ、補法するしかないですよね。

マロン：なるほど。どう考えても、形式論理学的には「絶対的な虚証」であった場合、治則治法は、絶対補法でなければならない、という方程式があるけども、瀉法によって結果補法に繋げることもありえる、という話だね？

あずき：その場合だと、形式論理学的には、虚証には補法でなければならない、という命題があるがゆえに、「矛盾」が起こってくるわけでしょ？

堀　内：「瀉は補なり、補は瀉なり」という言葉があるように、形式論理学的に解釈するには限界があるといえばあります。事実、相当気虚がひどい場合に、瀉法によって正気を傷らずに、逆に補気させてしまう場合もあるわけですが、これを、鉄則とはできないのです。やはり、高度な術とタイミングを間違えないだけの診断能力と度胸が必

要でしょうから。初心者が真似するととんでもないことになりかねませんからね。
きなこ：そうですよねー。
堀 内：あるいはですね、逆に実証なんだけれども、補法によって、邪気を緩解させる方法もありますけど、これも、形式論理学的には矛盾です。
あずき：「実証の場合は、瀉法する」、というのが基本で、形式論理学的には、これがいわば治則治法の同一律でもあるわけだもんね。
マロン：照海に補法することで疏肝理気する、という方法もあるけど、まさにこのことかな？
堀 内：そうですね。形式論理学的には、つじつまが合わない方法ですが、実際、肝気実型で、腎虚はさほど顕著でない場合、普通はいきなり疏肝理気で、百会や肝兪や太衝などを瀉法しますよね。でも、照海に刺鍼することで、疏肝理気されている、という臨床現実もあるわけです。
きなこ：そういえば、『伝統鍼灸　日本伝統鍼灸雑誌』の第34巻、第2号の「北辰会方式による癃閉の一症例」や、『鍼灸ジャーナル』Vol.13の難病診療シリーズにも紹介されていましたね。
あずき：それも100％の法則ではないでしょ？
堀 内：どういう時に、瀉法での疏肝理気をするのか、どういう時に照海を補法することで結果疏肝理気させるのか、というその判断基準は現段階では明確ではありません。実際に、肝気実型の証の患者に、瀉法して疏肝理気してみてあまり効果が薄い場合に、虚証としては捉えにくいけども、ちょっとした腎の弱りの反応として出ている、虚側の照海に補法してみたら、一気に肝気がゆるんで疏肝理気が瀉法よりも発揮された、となる場合があるのは事実ですよね。
マロン：ある種、肝の陰血を補養する「柔肝」という治則治法に近いのかもしれないよね。
堀 内：照海に補法といえば、形式論理学的には、「補腎」の範疇ですよね。
あずき：肝血を補う、養う、という意味合いは薄い、というか、少し遠回り

な感じがしますよね。太衝や肝兪を補法して肝の陰血を補うことで肝気が緩む、というような 教科書的な「柔肝」とも少し範疇がずれるのかもしれませんが、"肝腎同源"という観点からいくと、照海を補法することは結果、肝血を補うことになり、つまり、柔肝でもあり、その結果、疏肝理気にも働く、ということなのかもしれませんね。

堀　内：要するに、肝気実に対しては瀉法が鉄則だけれども、照海に補法して疏肝理気させる、ということは、形式論理学的に厳密に言えば、成り立ちません。これぞ、まさに「弁証法的」な運用の実例と言えると思います。

きなこ：なるほどねぇ……。

3　形式論理学と弁証法論理の関係

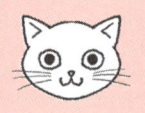

堀　内：さあ、大詰めです。形式論理学と弁証法論理、それぞれの特徴をまとめてみましょうね。まずは、形式論理学の特徴は何ですか？

きなこ：形式論理学は、「A＝Aであれば、A＝Aであって、A＝Bは許さない。ましてやA≠Aも許さない」

堀　内：そうですね。同一律と矛盾律と排中律の3本柱でしたね。では、弁証法論理の特徴は何ですか？

マロン：弁証法論理は、「A＝Aであっても、A＝Aに固定されたままではなく、時間的変遷の過程や、ある条件が加わることでA＝Bになったり、A≠Aになることもありうることを認める」

堀　内：そうです。では、あずき先生！　これらはどういう関係にありますか？　敵対関係？

あずき：「形式論理学VS弁証法」の関係ではない！

堀　内：そうです！　実際、形式論理学は、現実の変化変転を否定している

のではなく、それを十分に表現することはできるものなんです。形式論理学も統計学や確率論に組み込まれるようになったことで、"数"においては、変化変転を表現できるように発展してきているようです。そういう意味では、形式論理学と弁証法論理は対立するものでも矛盾しあう関係でもありません。

あずき：弁証法のさまざまな意味のなかで、"形式論理学が含まれている"と、先程あったよね〜。

堀　内：その通りです。我々が知識という形で何かある事象を捉えようとする場合、病人を診断し治療し養生を教え、予後を予測するという場合を含めて、形式論理学の法則に則って思考しなければ結論が永遠に出ることはありませんよね。

マロン：そうしないと、妄想、虚妄で終わってしまうよね。

堀　内：その通りです。

ポイント

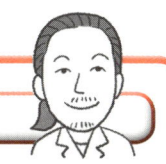

論理的思考をする上での注意点

① 形式論理学的思考に従ってこそ、形式論理を超越した「弁証法」的な判断をすることも可能となる。

② 形式論理学に従う場合でも、弁証法的思考を忘れないようにしておかないと、平面的な（自然数を相手にしたような）結論しか出てこない。

ゆえに、

③ 「弁証法」という柔軟かつ常識的な思考法をベースに据えておき、東洋医学の各弁証法の"網"を基準として、正確な形式論理学的な解析を(可能な限り時系列的に)することが必要であるし、また可能である。

アタマの体操の時間

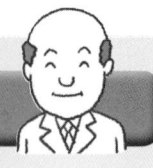

ほくと教授：いよいよ、弁証論治の根幹中の根幹に入ってきたね〜。形式論理も必要！　弁証法論理も外せない！　頭はやわらかく、やわらかく……。さぁ、分かりやすい例題でアタマをほぐしましょうか！

体操 7○1　次の思考展開は正しいでしょうか？　誤りの場合理由も示してください。

「分析の結果、この肩凝りの患者は脾腎陽虚だ。正気の虚損が著しいので、内関と百会を瀉法しようと思いやってみた。すると、舌腹が白くなった。脈が弱いので神門にお灸をしてみた。すると、患者が気持ち良いと言った。この患者の肩凝りは、実は湿熱によるものだったのだ、神門がとてもよく効いた」

体操 7○2　次の思考展開は正しいでしょうか？　誤りの場合は、理由も示してください。

「初診分析の結果、この患者は邪実だ。今日で7診目だ。4診目までは、どんどん良くなってきていたのに、最近、同じ瀉法をして同じ時間置鍼しても、脈の緩みがイマイチだし、むしろ尺位の脈が堅くなってしまう。今日も症状が変わらないって訴えてるし……。でも、この患者は瀉法で良くなってきたんだから邪実のはずだ。今日も瀉法で押し通すぞ」

体操 7○3　次の思考展開は正しいでしょうか？　誤りの場合は、理由も示してください。

「分析の結果、この肩凝りの患者は脾腎陽虚だ。正気の虚損が著し

いので、内関と百会を瀉法（※82）するとまずいだろう。まず、関元や足三里や太谿にお灸をして脾腎を温補して益気しよう。そして、うまく脾腎の陽気が回復して、実に転化したら、その時点で邪気の種類を弁別し、もし、肝鬱気滞が中心であれば、脈力や舌の状態、百会や内関の反応を診て、瀉法をしてみよう」

体操 7-4　次の思考展開は正しいでしょうか？　誤りの場合理由も示してください。

「この患者の瘀血はきつ過ぎる。合谷で理気しながらの方が駆邪しやすいはずなのに、一向に瘀血が改善されない。瘀血毒（※83）に近いのかもしれない。今まで通り、合谷で理気（※84）しながら駆瘀血（※85）や活血化瘀（※86）で瘀血に対処しても良いが効率が悪過ぎるようだ。たしか、瘀血を湿痰に変える術があったはずだ。章門と足臨泣を使うことで邪気を転化させることができる。章門と足臨泣を使って、まずは瘀血を湿痰に変えてみよう。湿痰主体になってきた時点で、豊隆や脾兪の反応をみて祛痰・祛湿して治療してみよう」

解　答

体操 7-1　誤りである。理由を以下に述べる。

「脾腎陽虚」ならば虚寒証なので、温補する必要がある。にもかかわらず、「内関や百会を瀉法する」ことは治則治法に反する。「内関や百会を瀉法後に、舌腹が白くなり、脈が弱くなった」のは、陽虚が進んだためで、急いで温補しなければならない。「神門にお灸をしたら気持ち良かった」というのは、虚寒証ゆえに、お灸で温補すると気持ち良いのは当然であり、また、「気持ち良い」ことと「よく効いた」ことは同義ではない。（「気持ち良い」ことは、「よく効いた」という

ことの十分条件にもならない因子であり、ましてや必要十分条件ではないことは自明。瀉法の場合には痛くて気持ち良く感じなくとも効果絶大の場合がよくある。お灸でも、熱いばかりで気持ち良さを感じなくても、よく効いている場合もよくある。「よく効いた」かどうかの必要十分条件は、脈・舌・気色・経穴の変化で改善反応がみられることである）。

　内関・百会を瀉法後、神門にお灸をして、「気持ち良い」と言ったことから、「湿熱だ」という結論はおかしい。内関と百会の瀉法で脈が弱くなり、舌が白くなったことから、少なくとも「実熱証であること」の可能性は消去できる。にもかかわらず、「湿熱」というのは論理に反する。

補足 **体操 7 ○ 3** 参照のこと。

体操 7 ○ 2 誤りである。理由を以下に述べる。

　まず、治則治法の命題として、「邪実ならば瀉法後に脈が堅かったものが緩む」がある。

　初診当初は邪気実として、瀉法にて置鍼し、良好な経過をたどった。この時点では、治則治法の命題どおり、きわめて論理的な治療である。しかし、4診目以降、「瀉法をすると尺位の脈が堅くなる」という。「尺位の脈が堅くなる」ということは、「下焦に何らかの問題がある」ということと同義であり、「瀉法をすると脈の緩みが芳しくなく、むしろ尺位の脈が堅くなる」ということは、「邪実ならば瀉法後に脈が堅かったものが緩む」という命題と矛盾する。

　つまり、邪実ではなく、「瀉法によって、下焦の正気を弱らせている」ということを示す。ゆえに、「今日も瀉法で押し通す」ということをしてはいけない。

体操 7 ○ 3 正しい（形式論理に基づく弁証法的な正しい例である）

補足 形式論理学的に思考してゆく場合、現段階におけるものと、これから先に起こりうることとは別々に考えなければいけない。本問題では、"現段階においては"脾腎陽虚という判断がなされている。そして、「うまく脾腎の陽気が回復して、実に転化したら、その時点で邪気の種類を弁別し、もし、肝鬱気滞が中心であれば、脈力や舌の状態、百会や内関の反応を診て、瀉法をしてみよう」とある。脾腎の陽気が回復し、ややもすれば、邪実に転化することがある可能性があるが、それは、現段階でなく、近未来における可能性である。脾腎の陽気を補うことで、そのまま無事に病状が改善することだってある。時間軸を区別して、その段階、その場での状況がいかにあるか、これを形式論理で解析していくと良い。

体操 7 ○ 4 正しい（形式論理に基づく弁証法的な正しい例である）

補足 臨床現場で、治療戦術を変える場合、今まで行ってきた治療法がどういう作用をしているのか、それをまずきっちり把握しておく必要がある。本問題のように、(臨床能力が一定であると仮定した場合)瀉法（活血化瘀や駆瘀血）を徹底的に行っても埒が明かない場合は、「瘀血」あるいは「気滞血瘀」という証立てに誤りがあるのか、あるいは、証は合っているが治療戦術が甘いのか、そのいずれかの選択肢となる。その場合、瀉法を行ってきた結果において（初診時点とは時間軸が異なるので）、その再診の時点での病態を把握する時には、やはり形式論理学的に分析する必要がある。

最終章

大いなる哲学原理へ

> 「陰は陰のまま」「陽は陽のまま」ということは、実際にはありえないことです。臨床（特に難病治療や変化の激しい病）において、「転化の法則」と「常と変の法則」を理解できているかそうでないかが大きなポイントとなるようです。形式論理的思考のみでは説明し難いダイナミックな変化と一般法則から外れるケースにおいては、弁証法論理的思考が身についていないと対処できない、ということになります。

あずき：「形式論理学」と「弁証法論理」、両方必要！ということだね！

マロン：弁証法論理を自在に正しく運用するには、まず、形式論理学をきっちり理解して活用できるようにしておくことが必要となりますということで……。

きなこ：これらは、すべて、「的確な弁証論治」、「精緻な弁証論治」のために必要不可欠なベースとなる部分ですよね。

堀　内：そういうことです！　それを理解していただければ、そして、形式論理学を日ごろの問診や体表観察、病理分析、選穴、治療結果の判定、予後判断など、すべてにおいて多いに活用していただきたい、と思っています。では、おひらきの前に、1970年に、K.E.Bouldingというアメリカの学者さんが提示した「弁証法的機械」を紹介して終わりにしますね。

あずき：弁証法的機械？

堀　内：弁証法はどういうものかをメタファーした（比喩した）、非常に分かりやすい機械です。どういうものかというと、「あるもの（A）がその状態を一定時間経過したり、ある要因が加わったりしたら、自分自身の反対の物（B）あるいは自分自身ではないもの（非A）に転化したり変化する。そして、その運動変化は終わることがない。量の変化が質の変化を招く」というものです。文章では分かりにくいでしょうから、絵を見てください。

　上下さかさまの向きに設置された容器Aと容器Bが、軸Cに固定され、全体がCを中心に回転する仕組みになっています。

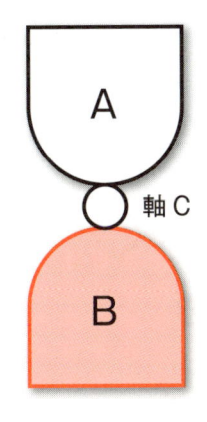

で、今、このAという容器に水を注入していきます。

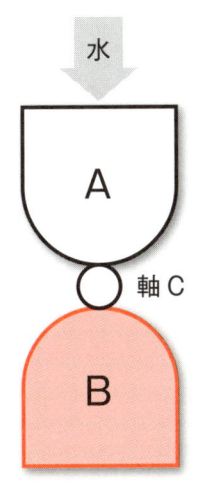

どんどん容器Aに水を注いでいくと、やがて、水の重さでCを中心として容器Aが傾いてきて、回転しますね。

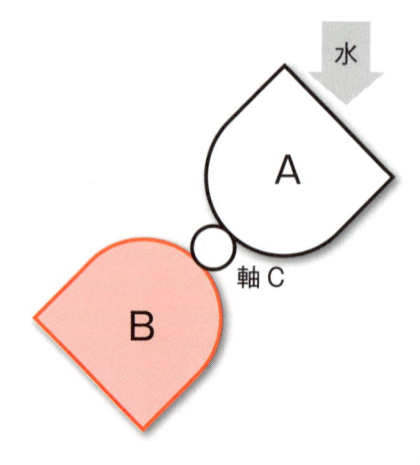

やがて、AとBの位置が逆転しますよね。

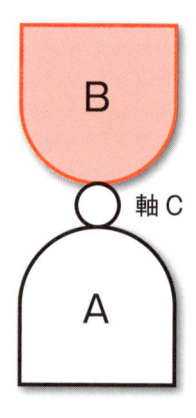

そして、今度は容器Bに水が注がれ、一定時間を経過するとその水の重みでCを中心に180度回転する。

水

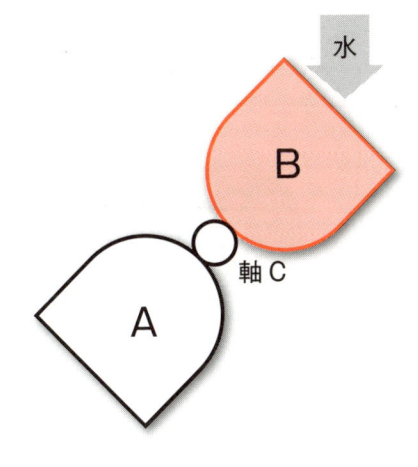

B

軸C

A

この回転をひたすら繰り返す……。

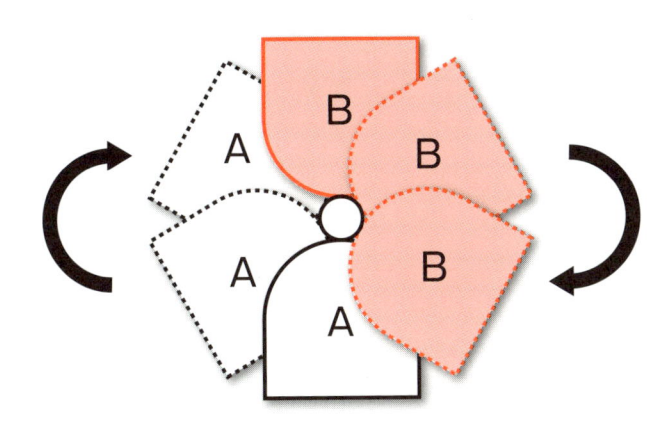

B B
A B
A A

あずき：ひたすら、循環するんだね？
堀　内：これ、何か連想しませんか？
きなこ：あ、**陰陽魚太極図だ!!**

最終章　大いなる哲学原理へ

187

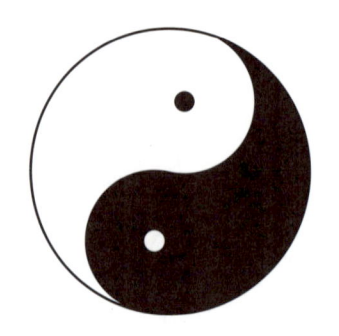

堀　内：そうなんです!!
マロン：弁証法論理は、太極陰陽論とリンクする？
堀　内：その通りです。**弁証法論理を深く学ぶということは、太極陰陽論を理解する、ということと同義なんですよ。**
あずき：太極陰陽論といえば、**藤本蓮風先生の『東洋医学の宇宙』**（緑書房）という書籍が出ているね。
堀　内：『東洋医学の宇宙』では、陰陽魚太極図から更に発展したモデル図、立体的な陰陽モデルが提示されていますよね。変化変転の中にあって、普遍的なるものがある。「陰か陽か」という形式論理学的要素も含み込みつつ、陰陽の変化変転を時間経過という時間軸や空間の要素をも含んだモデル図になっているんだろうと思います。
きなこ：？　難しい……。
堀　内：これにて、基礎部分の勉強は終わりです。でも、**終わりは始まり**です。ここから先の太極陰陽論の詳細については、藤本蓮風先生の『東洋医学の宇宙』にバトンタッチさせていただきます。
Bさん：すごく頭の中が整理できました！　面白そう!!
Cちゃん：私も、じっくり東洋医学を本腰入れて勉強するね!!
A　君：……僕も……、チャレンジしてみるよ！
堀　内：食わず嫌いはダメですよね。皆さん一緒に勉強しつづけましょうね。

付 録

付録1

基礎用語解説集

第1章

1．弁証論治
　「証」とは病の本質のこと。その証を弁別し、その証に対して最も適する治療法を導き出すこと。これが弁証論治であり、きわめて、「論理的」に病態分析し、「証」を導き出し、その証に対する治則治法に則って治療を施す、この一連の流れ全体のことである。

2．臓腑経絡学
　臓象学と経絡学を別個のものとみるのではなく、臓腑経絡はセットであり、非常に密接に関連しあっている。また、五臓六腑の各臓腑同士の間にも特有の共通の作用があったり、相反する作用がある。経絡どうしも、交会しあったり、臓腑に絡属したりして、全身の気の流れ（昇降出入）を調整している。
　詳しくは、『臓腑経絡学』（藤本蓮風監修：アルテミシア刊）を精読されたし。

3．三平方の定理
　直角三角形ＡＢＣの直角をはさむ２辺の長さをａ、ｂ、斜辺の長さをｃとすると $c^2 = a^2 + b^2$ になるという定理。『周髀算経』では、ａを股、ｂを勾、ｃを弦として、「勾三股四弦五」という勾股定理（三平方の定理）の適応数値を挙げている。（$3^2 + 4^2 = 5^2$）

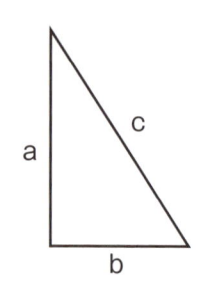

4．『周髀算経』
　勾股定理を応用して天文の問題にも取り入れ、かなり複雑な分数の掛け算や割り算もこなし、月の運行速度まで計算している。そして、『周髀算経』よりも後の紀元前104年の『太初暦』では、なんと、木星の平均速度周期までをも計算している。天文学の研究と並んで測量術が新しく発展したのも、測量の内容がかなり多い『周

髀算経』の功績によるところが大きいようだ。

5．医学史

　医学の歴史を学ぶことは、非常に重要である。東洋医学の歴史を紐解くと、いかに、先人たちが様々な病に対し、より適切な治療を施そうと刻苦勉励してこられたかがよく分かる。医学の歴史は、まさに、弁証論治の歴史でもある。常に発展し続け、現在進行中で発展しようとしている。"賢者は歴史に学ぶ"といわれるように、東洋医学を修めるためには必須科目であり、東洋医学の真髄を腑に落としておくためにも、避けて通れない。医学史に関する書籍が多数出版されているので、それらを元に勉強されるとよいと思います。

6．湿熱下痢

　湿熱の邪気によって下痢を起こすこと。湿熱でも湿邪と熱邪の比率によって、下痢の状態も違ってくる。湿＞熱の場合、下痢は下痢でもより水様に近く、臭いは少なめ。湿＜熱の場合、臭いのきつい下痢が出て、肛門に灼熱感を伴うことがある。また、熱邪がきつ過ぎると、血絡を傷り、血の混ざった下痢になることもある。

7．気虚

　気が虚している、つまり、気が不足しその機能が低下する状態である。気には5つの作用がある（血の営養作用も加えて6作用とする場合もある）が、これらのうち、1つあるいは複数の作用が低下する。その低下の仕方によって、現われる症状は様々なバリエーションがあるが、一般的で代表的な気虚症状としては、肉体負荷によって疲労倦怠感が増し、脈力が弱くなり、舌の色褪せがきつくなったり、舌を前に出す時に舌に力が入りにくい、虚の反応（発汗・弛緩・冷感）を示す経穴が多くなるということである。

　心肺の気虚がきつくなる（宗気が虚すということと同義）と、「虚里の動」といって、左乳下あたりで、心尖拍動がきつくなり、触れると動悸が強く感じられる。これは、宗気がもれていることを示し、ひどい場合には、触れずとも衣服の上から、衣服の動きで拍動しているのが分かる。こういう場合は危険な状態で、早急に心肺の陽気を高めるような治療をしなければならないが、初心者は施術しないほうがよいだろう。

8．血虚

　気・血・津液のうち、血が不足したものを「血虚」という。血虚になると、臓腑や皮毛・肌肉・筋・骨を濡養（なんよう）する作用が低下するために、爪や舌や耳介部分が白くなってきたり、転筋（筋肉が引き攣ること）が起こったり、痺れが出たり、髪が細くパサパサになって抜けやすくなったり、女性の生理出血の性状が希薄になり色も薄くなり、量が少なくなるなどが発症してくる。

9．邪気実

　人間が健康な状態は、正気が充実し、邪気がない状態である。正気が少なくなることを気虚といい、邪気が多くなることを邪実という。よって、"正気の実、邪気の虚"という言い方はする必要がない、なぜなら、治療家が扱うのは病人であるから。邪気が実すると正気も弱り、正気が弱ると邪気が増える。邪気にもいろいろある。六淫の外邪や内生五邪。邪気の種類によって、治療法が変わってくるので、診断治療においては、邪気の種類の弁別と邪気の程度の弁別が非常に重要になってくる。

10．瀉法

　気や血が有余になって停滞し、邪となって気血の流れを阻害している部分を、散らしてもとあるべき所（気血津液がそぞろになっている部分）に戻すことを瀉法という。瀉法と補法は陰陽関係にある。内にあるものを外に排出し、"引き算"して何か足りなくすることが瀉法ではない。補法とは、気血が足りなくなった部分に気血が集まってくるようにすることをいう。

11．体表観察情報

　四診のうち、望診・聞診・切診の情報をいう。つまり、顔面気色診、舌診、爪甲診、聞診、原穴診、背候診、腹診、井穴診、尺膚診、空間診など。詳しくは、『鍼灸医学における実践から理論へ（Ⅰ）～（Ⅳ）』（藤本蓮風著、たにぐち書店刊）、『上下左右前後の法則』『胃の気の脈診』『弁釈鍼道秘訣集』などを参照のこと。

第2章

12. 湿熱下注

"湿熱の邪気が下に注ぐ"という意味。油膩物の多食や飲酒過多などで中焦(脾胃)で派生した湿熱が、より下部にある膀胱や大腸などに注ぐこと。膀胱に注げば、尿の色が濃く混濁したり臭いがきつくなったり、排尿時に下腹や尿道が痛くなることもある。つまり、膀胱炎様の症状が起こる。大腸に注げば、臭いがきつく粘稠度の高い軟便が出たり、先程の「湿熱下痢」や脱肛・痔、になったりする。陰部に湿熱が下注すれば陰部瘙痒や陰部の腫れ、女性では黄色い臭いのきつい帯下が出ることもある。

第3章

13. 脾気虚

脾気が虚した状態。脾気が虚すと、食欲がなくなり、あまり多くを飲食できない(少量の飲食でも胃がもたれたり、眠気がきつくでたりする)。また、排便異常がみられるようになる。軟便や下痢であったり、逆に便秘になることもある。脾虚の程度の差によって、出てくる症状も様々であるが、排便後に肉体的倦怠無力感がひどくなる場合は脾虚の程度が重いと言える。

14. 胖嫩舌(はんどん)

胖大舌といって、舌体が腫れぼったく大きく膨れ、舌を前に出すと口の横幅いっぱいになっている感じの舌があるが、このこと。「嫩(どん)」とは舌体自体が腫れぼったく軟らかい感じ(締まりがない)で潤っているものをいい、正気の弱りを示す(逆に、舌体が堅くしまり緊張していて力強いものを「老(ろう)」といい、邪実を示す)。胖嫩というのは、舌が腫れぼったく大きく膨れ、締まり感がなく、湿潤しているものを指す。淡白舌で胖嫩舌であれば、陽虚であることを示している。

胖嫩舌と腫脹舌をよく間違える人が多い。腫脹舌は舌自体が胖嫩のように腫れぼったくなるが、舌に締まり感があり、歯痕が鮮明に舌辺につくのが特徴である。腫脹舌は邪実を示し、胖嫩とは全く異なる。その他、舌や舌苔の状態に関しては、『針灸舌診アトラス』を参照のこと。

15. 腎虚

　腎には、腎陰と腎陽がある。腎陽は"命門の火"ともいわれるもので、ともに「先天の精」である。腎虚には様々な種類がある。腎気虚、腎精不足、腎陰虚、腎陽虚、腎の陰陽両虚。「腎虚」とは、先天の腎の機能が低下した状態の総称。

　年齢的に高齢になれば、生理的に腎が弱ってくるが、これも腎虚である。腎虚の代表的な症状として、腰酸痛、足腰がだるい、長時間の直立に耐えられない（すぐに座るか横臥したくなる）、肉体的に疲れると排尿異常（勢いが低下したり、尿切れが悪くなったり、失禁したり、夜間尿の回数が増えたりする）がある。体表所見では、腹診において臍下の虚軟あるいは硬結、腎兪や気海兪、胞肓、膀胱兪、志室などの弛緩や冷え、表面弛緩でも中は硬結、脈診では尺位が弱かったり、堅すぎるなどの所見がみられることが多い。

　腎虚の中でも、先天的に発育不良の場合は「腎精不足」という。腎虚の範疇で、熱証（口乾、夜間の五心煩熱、尿の色が濃いなど）があれば「腎陰虚」、逆に寒証（手足の厥冷、尿が薄く夜間に頻繁に行く、寒がりで腰や下腹が冷えやすいなど）ならば「腎陽虚」という。腎陰・腎陽ともに虚している場合は腎の陰陽両虚といい、腎虚でも程度が重い場合が多い。

16. 実熱

　熱証には、実熱証と虚熱証がある。実熱は、邪気の実によって熱に偏っている状態である。瀉法によって清熱する。実熱の程度や、位置によって、現れる症状は異なってくる。上焦に実熱がきつくあれば、口渇して冷たいものを欲し（冬でも氷を入れて飲んだりすることもある）一気にゴクゴク飲んだり、煩躁がきつく出たりする。

　中焦～下焦に実熱がきつければ、食欲亢進しすぐに空腹になったり、便秘傾向で尿の色が濃くなるといった症状が現れる。

　一方、虚熱は正気である陰分（陰血）が不足し、相対的に陽気が亢進し、熱に偏る状態で、陰虚である。陰血を補う治療をする。陰虚の場合は、口渇というよりも、むしろ口乾（口の中が乾燥すること）で、潤す程度でよく一気にゴクゴク飲むことはない。また、夕方や夜間に手掌や足の裏が火照ったり、寝汗をかいたり、大便が兎糞状になったりする。

17. 陽明腑実証

　陽明の腑といえば、これすなわち「胃の腑、大腸の腑」のことである。"胃大腸の腑が邪気でいっぱいになる"という意味である。『傷寒論』の六経でいうところの陽明病の範疇に入る。陽明病とは、「胃家実」ともいい、身熱し、熱に蒸されて汗が出て、悪熱（暑がって、温まることを嫌う）が三大症状で、他にも、口渇喜冷飲も当然あらわれることが多い。これらの症状に加え、「便秘」になると「陽明腑実証」という。承気湯類にて、瀉下しなければならない段階だ。

　鍼では、大腸腑の下合穴である「巨虚上廉」（上巨虚）を用い瀉下する。これを"通腑法"という。〈⇨　57．大承気湯　参照。〉

18. 瘀血

　血は気に従って全身を巡っている。しかし、気の流れが滞ったり、血が不足して血自体が滞ったり、その他さまざまな要因によって、血の流れが停滞すると「血瘀」という状態になる。そして、これが長引いたり、程度がひどくなると、「瘀血」といって、実際に有形の邪気を形成するに至る。

　女性の生理時に排出される血塊も瘀血である。瘀血があると、舌下静脈が怒張したり、舌に瘀斑が出てきたり、皮膚では細絡（毛細血管が浮き出て糸ミミズの様になる）、血管が怒張してこぶ状に盛り上がったりもする。また、肌膚甲錯といって、皮膚が肥厚して乾燥し、色が黒くなり、鱗のような状態を呈するものもある。痛みとしてあらわれる場合には、夜間に増悪する固定性の刺痛が特徴である。下腹部が硬満（堅い邪気を触れることができる）したり、爪甲や口唇が紫がかることもある。

19. 痛経

　下腹部の生理痛のこと。生理が始まる前〜生理が始まって初日や2日目に起こるか、あるいは、生理後半〜終了後に起こるのかは、虚実の弁別に有力な情報となる。また、生理時に気血の停滞がどこで起こるかで、痛む場所が異なる。頭痛であったり、胃痛であったり、下腹部痛であったり、腰痛であったりさまざまである。

20. 陽明気分証

　温病学で使う「衛気営血弁証」でいうところの「気分証」の範疇である。気分証は非常にエリアが広く、肺の気分証もあれば、脾胃の気分証、胆の気分証などもあるが、陽明気分証といった場合は、傷寒六経の陽明病とリンクし、胃の腑や大腸腑

の熱証を意味する。

21．寒証

　熱証と同じく、実寒証と虚寒証がある。実寒証は、外邪としての寒邪に侵襲された場合、表において実寒証となる。いわゆる麻黄湯証である。あるいは、冷飲や冷たいものの過食によって、胃寒証となる場合があるが、これは胃の陽気不足が根底にある場合であり、虚寒証である。陽気が不足すると、陽虚となり、寒証を呈する。
　寒証の特徴は、舌の赤みが少なく、ひどい場合は舌腹まで白くなる。あるいは、小便は透明で量が多い、寒がって温まることを欲する。飲食も（夏でも）温かいものを欲し、冷たいものを嫌うのが一般的。

22．大青龍湯証

　表寒内熱（表において風寒邪が被っていて、内熱がそれによってこもってしまっている）の状態で、発熱悪寒し、汗が出ず、煩躁したり、身体が疼いて痛くなったり、身体が重だるい、脈は浮緊（浮緩のこともあり）などの症状が現れるものに対し、発汗させて表邪をおいはらい、かつ、裏を清熱する方剤として、大青龍湯がある。麻黄、桂枝、炙甘草、杏仁、生姜、大棗、石膏から成る。
　大青龍湯に対し、小青龍湯もある。小青龍湯は、表寒があって、裏に水飲の邪がある場合に用いる。両者とも、『傷寒論』に詳しく出ている。

23．太陽病

　太陽とは足太陽膀胱経のことで、風寒（湿）邪が侵襲してくるときには、まず、足太陽経に侵襲してくる。つまり、最初、戦線は足太陽経上にある。
　非常に浅い位置で邪正抗争（邪気と正気が相争うこと）が起こるために、脈が浮き、太陽経でも上部で気が停滞するために後頭部や項が強ばり痛み、風邪や寒邪によって、表の衛気が乱されたり、寒邪によって衛気が収斂し、気の温煦作用が低下するので悪風や悪寒する。これら「脈浮、頭項強痛、悪寒」が太陽病の主症候である。

24．桂枝湯

　太陽中風証（脈浮緩弱、自汗あり、頭項強痛、悪風寒など）に用いる方剤で、解肌（き）（肌表の邪気を解すること）するのが特徴。つまり、営衛不和（えいえふわ）（脈中を流れる営

気と、脈外を流れる衛気が調和を失い、肌表の防衛機能や固摂機能、温煦作用が失調し、外邪を押し出すことができず、汗が漏れ出てしまい、防衛できない状態）のものに対して、用いる治法。桂枝湯は、桂枝、芍藥、炙甘草、大棗、生姜から成る。

北辰会方式では、申脈‐後谿‐三陰交、あるいは、外関、あるいは、滑肉門、あるいは、身柱や肺兪などが、桂枝湯に相当する配穴である。

〈⇨　53．衛気虚　参照。〉

25．葛根湯

太陽病でありながら、足陽明胃経にも影響を及ぼし、項や上背部のきつい強ばり、汗はなく、悪風するものに用いる方剤。桂枝加葛根湯に麻黄を加えたものに相当する。桂枝湯よりも、発汗させる力が強い。

26．肺兪・身柱・外関・申脈

これらの穴所は風寒邪が侵襲した時に、何らかの反応を呈す穴所である。また、治療穴でもある。肺兪や身柱、風門あたりは人間を空間物体とみた時に、"後ろの上"に位置する。風寒邪（風邪絡みの外邪）はまず、この位置から侵襲してくることが多い。尺膚でいえば、前腕の手三焦経が身体の背部に相当する（前腕内側は身体の腹面に相当する）。しかも、肘寄りは下半身を、手指端は身体の頭部に相当する。そういう空間的な解釈からすると、外関は、後ろの上に相当し、身柱や肺兪と空間的位置は同じである。

また、申脈は、足太陽経のみならず、陽蹻脈の穴所でもあり、衛気（衛陽）を昇発させる意味でも非常に有用な穴所である。申脈と後谿（督脈に作用し、陽気を活発にさせ、背部の陽気のめぐりを良くする）、そして、三陰交で営気を高めることによって、営衛不和を調和させ（解肌す）ることができるので、桂枝湯証の場合に用いられる穴所である。虚側に補法するとよい。

また、表寒実の麻黄湯証の場合にも、身柱や肺兪、外関、合谷に反応が現れる。この場合は、実側を瀉法すると発汗して寒邪をとることができる。表虚であれ表実であれ、身柱や肺兪、外関や申脈は、外邪が侵襲した場合に反応を出すので、患者さんが風邪の自覚に鈍感でも、「脈浮」も見受けられれば、外邪が入っている可能性が高くなる。

27. 肝気逆

　「肝気が逆する」つまり、「肝気が本来あるべき流れ方に逆らう」という意味である。肝気は本来どのようにながれるべきか———。肝は下焦に位置し、五行でいうところの"木"気である。木というのは下から上へ、横へと満遍なくゆったりとのびやかに枝葉をひろげてゆく。まさに、肝気も本来はこのようにのびやかにゆったりとした流れ方が望ましい。しかし、外邪が入ってきたり、内傷病で邪気が内に生じた場合は、邪正抗争したり解毒するために、一気に「戦闘モード」に入る。肝は五臓の中で、"将軍"にたとえられ、剛臓とされるのもこのためだ。また、七情の影響をダイレクトに受け、特にイライラしてこらえ過ぎると、肝鬱から気鬱化火し、肝鬱化火を起こす。化火してしまうと、一気に肝気が熱とともに上へ上へと突き上げて、もはやのびやかな木気の流れではなくなる。これが肝気逆であり、気のベクトルは下から上へ突き上げる一方だ。
　当然こうなると、のぼせ症状が出る。眩暈したり、顔面紅潮したり、目が充血したり、頭痛や肩凝りがきつくなり、舌尖部の紅刺紅点が増える。そして、肝気逆から胃気逆を起こすと、吐き気や嘔吐も発症する。

28. 肺気不宣

　"肺気が宣せず"、つまり、肺気が宣発の機能を果たさないことをいう。宣発粛降作用といって、脾から肺に持ち上げられた水穀の精微を、一気に雨のごとく、上から下へ満遍なく行き渡らせるはたらきを宣発粛降という。これがうまく機能すると水道も通調することができる。
　肺は華蓋(かがい)であり、五臓六腑のなかで、最も高位に位置し、自然界では「雲」にたとえられる。雲が雨や細かい水滴となり、シャワーのように上から降りそそぐことで、全身の気がのびやかにめぐることができる。このルートが何らかの原因（外邪との邪正抗争や肝気の下からの突き上げがきつ過ぎて、下に降ろす力よりも強過ぎると、なんとか気を下げようとするも追いつかなくなる）で阻害されると、鼻閉や鼻水が出てきたり、呼吸が困難になったり、咳込んだり、更にひどい場合は喘息になったりする。生体は肺気に頑張ってもらって、なんとか、下に降ろそうと、激しいクシャミをしたり、鼻水も排出することで、上で鬱滞しつづける気を一気に下へ降ろそうとする。この状態が、肺気の宣発粛降が乱れた状態で、「肺気不宣」という。
　肺の機能や手太陰肺経の流れなど、詳細は『臓腑経絡学』を参照のこと。

29. 清熱

余分な熱（熱邪）を清す、さますこと。

30. 心陽虚

心気が不足し、温煦機能が著しく低下した場合は、心陽虚という。心気虚よりも重篤で、虚寒証である。

動悸がひどくなって、特に肉体負荷をかけると動悸や心痛、息切れ、胸がモヤモヤと悶える感じがしたり（胸悶）、四肢厥冷がひどくなるのが特徴である。ひどい場合は、肺気の虚とも相俟って、宗気が漏れ出て「虚里の動」を呈すこともあるので要注意だ。早急に心気、心陽を高める治療をしなければならない。心兪や神堂、神門の虚の反応に注目し、左よりも右側のほうが虚の反応がきつければ、重篤なので、慎重かつ早急に治療しなければならない。

第4章

31. 表証

外邪の侵襲を受け、太陽病の段階あるいは温病の衛分にある病態のこと。

太陽病の場合は、脈浮、頭項強痛、悪風寒、身柱や肺兪・外関・申脈の左右差などが指標となる。衛分証の場合は、咽喉痛、脈浮数、普段よりも舌尖部の紅がきつくなり、初め軽い悪風寒があるがすぐに悪熱に変わる、などという症候がみられるのが特徴だ。内傷病、臓腑病、経絡経筋病に相当しないものは、表証である。

32. 温病の衛分証

温邪は風寒邪とは違い、口鼻から侵襲してくる。つまり、上の前から侵襲してくる。よって、衛分証の場合は、内関や労宮（尺膚でいうと、空間的に上の前を示す、心包経上）に反応が出てくる。こういう穴所自体が治療穴にもなる。

温邪の場合は、内熱がきつい素体の人ほど進攻スピードが速いため、気分証→営分証→血分証にまで至りやすいので、的確かつ迅速な処置が必須である。営血分に関しては（P.213〜214）参照。

特に小児の場合や熱盛体質の患者さんには、衛分証〜気分証にかかりかけの段階であれば、気分の熱を清する処置も行い、血海や膈兪、三陰交にも反応があれば、先手を打って、清営涼血の処置も加えておくのも賢い治療だ。

33．細絡

毛細血管が怒張鬱滞して、糸ミミズ様のものが皮膚に現れる。血瘀や瘀血の反応を示す。青いものや赤いものがあり、気血のめぐりが悪いので、穴所と重なる場合、細絡に刺鍼すると、抜針後に黒い血が珠のように出ることがあるが、これは、鬱滞していた古い血が外に溢れる現象で、自然に出しておくとやがてきれいな薄い血になり自然と止まる。

34．小腹硬満　小腹と少腹

小腹とは、下腹部の中央をいう。一方、少腹は下腹部でも左右の両サイド～鼠径部のエリアをいう。

小腹部を手で押さえると、堅くゴリゴリしたものがあり、張って膨満する状態を「小腹硬満」という。

「急結」という場合は、押さえても硬結物がなく、ただ突っ張る感じがするのみである。痛経（生理痛）で小腹か少腹かを問診するが、小腹部の場合は瘀血が多い（固定性の刺痛で血塊があり、血塊排出すると痛経が軽減してくる）、少腹部の場合は気滞が多い、とされているようであるが、多面的観察によって判断されたい。

35．『中医症状鑑別診断学』

必携図書の１つ。翻訳版が燎原書店から出版されている。『症状による中医診断と治療』というタイトルで上下巻から成る。様々な症状に対し、どういう証が考えられるかを、証ごとに随伴症状や脈診所見、舌診所見が載っている。ちなみに、現在、『中医症状鑑別診断学第二版』が、中国の人民衛生出版社から刊行されており、翻訳版よりも症状項目が多い（ただし、中国語である）。

36．北辰会方式

東洋医学こそ太極陰陽論に則った偉大な哲学思想をバックボーンとして、論理的合理的側面も神秘的側面の両面を持った「医学」だという信念のもとに、鍼灸施術を通して、心と身体と魂を癒すことを目標としている流派。

四診情報を多面的に収集し、特に切診における体表観察は原穴診、背候診、夢分流腹診、井穴診、空間診、尺膚診、胃の気の脈診などを行い、これらの情報を総合して論理的に処理し、病因病理をもとめ、更に標本を明らかにすることで、少数穴にて処置するのが特徴。そして、左右両側の穴所を使用せず、左右差のきつい穴所

の片側のみを使い、ダイナミックかつデリケートに陰陽のバランスを調整するのが真骨頂である。

同会代表理事の藤本蓮風氏によって様々な北辰会特有の治療法則、診断術があみ出され続けており、弁証論治の精度と質が一気に高まっている。

37．温煦作用

温める作用のこと。気の五（六）作用のうちの１つ。気の五作用とは、①推動、②温煦、③防衛、④気化、⑤固摂（⑥営養）。

温煦機能が低下すると、寒がる、四肢厥冷、腹部の冷え、腰の冷え、小便の色が薄くなったり小便が近くなったりする、舌の赤みが薄くなる、などの寒証の症状が現れる。

温煦作用が低下する原因は２つある。１つは気虚による場合、もう１つは気の停滞による場合。患部が冷えているからといって、即寒証だとは限らない。熱証でも気の停滞がきついと、表面が冷えるからである。

気虚による温煦機能の低下が著しいものを陽虚という。陽虚になると、気虚症候に加え、淡白舌で湿潤あり、小便が透明で回数が増える、水様下痢、四肢厥冷、サラサラの自汗、脈が更に弱くなり遅くなる。そして、全症状は冷えや肉体過労で悪化し、温めることを欲する。

第5章

38．舌戦・眼戦

舌を口から前方へ出すと、舌自体が細かく震戦するものを舌戦という。眼戦とは、目を閉じると瞼（まぶた）が震戦するものをいう。他にも手指震戦や、頭が揺れ動く「頭揺」、足が震える「足顫」などもある。いずれも内風によって起こる。

39．内風

外邪としての風ではなく、内から起こる風を内風という。五臓の中では、肝と風は密接な関係にある。肝風内動といって肝の失調から風を生じることが多い。

そもそも、自然現象として、どういう時に風が起こるかを考えてみると、１つは、ボンッと激しく火が燃え盛る時に周囲に風が巻き起こる。もう１つは、高気圧と低気圧の気圧の差が大きく、両者の間隔がせまいほど強い風が吹く。人体内でも同様

のメカニズムで風が生じる。肝鬱化火が起こり、火邪が生じた時に内風が起こる場合、陰虚による虚火が生じた時も同様に内風が生じる。下焦の虚と、上焦の実（上実下虚）の差が激しいほど、風が生じやすい。

　中医学では、温熱病の末期で熱が極みの時に生じる「熱極生風」、血虚がきつくなると起こる「血虚生風」、陰虚によって起こる「陰虚動風」がある。肝風内動も含め、すべて、血虚、陰虚であり、虚証しか挙げていないが、実際は肝鬱化火生風もあるので、実による内風も臨床上見受けられる。

第6章

40．ホットフラッシュ

　「ホットフラッシュ」は医学用語ではない。顔面や頬、上胸部に突然起こる熱感のこと。これらの部位が紅潮し、心拍数が増す症状を総称して、ホットフラッシュという。これには、上半身、特に胸以上、上背部に発汗を伴うことが多い。発汗量は人によって違い、一気に下着を取り替えなくてはいけないほどかく人もいる。ホットフラッシュは、特に閉経の数年前から閉経後2年くらいの間の女性にみられる症状とされている。

　顔面紅潮、特に顴髎（げんりょう）あたりが紅潮する場合は、陰虚の可能性が高いので、他に、夜間に五心煩熱がきつくならないかどうか、盗汗の有無、肝腎にかかわる穴所の虚の反応などに注目されたい。

41．下焦

　三焦を部位的に上・中・下と分けると、下焦は、臍よりも下部に相当する。臓腑でいうと、肝腎や大腸、膀胱が含まれる。三焦自体は「名ありて形なし」とされ、五臓六腑に区分したものを、もう一度1つの大きな範疇にまとめ上げる最も大きな腑としての一面を持っている。気一元論の臓腑論版とも解釈できるだろう。詳しくは、『臓腑経絡学』の三焦のところを精読されたい。

42．肝鬱化火

　七情の不和、特にイライラしてこらえ続けていたり、不平不満を溜め込んでいると、肝気が欝滞し、肝鬱になる。気が鬱し続けると、ある時化火し、一気に熱証に転化する。これを肝鬱化火といい、その結果「肝火上炎」に至る。症状的には、イ

ライラがきつく怒りっぽくなり、目が充血し、頭痛がきつく、口苦や口渇、脇腹や脇あたりが痛み、耳鳴り、心煩不眠、舌の赤みがきつくなり苔も黄色くなってくることが多い。

43. 望診

　患者さんが来院された時に、まず初めにするのがこの望診である。そして、顔面の気色や爪甲、舌診、背部兪穴や原穴・腹部を切診する場合でも触る前には、この望診を行う。望診は、救急疾患の場合にも特に重要な診断になってくる。

　舌の状態、気色の抜け具合、施術後の舌や気色の変化、これらが脈診と同様、効果判定、予後判定に大きな指針を与えてくれる。

　詳しくは、『鍼灸医学における実践から理論へ（Ⅱ）』、『鍼灸医学における実践から理論へ（Ⅲ）』、『胃の気の脈診』の巻末付録を熟読されたい。

44. 神色形態
　　　しんしょくけいたい

　望診で何を診るか、というと、「神色形態」である。「神」とは生き生きとした生命のバイタリティーのことで、神があるかないか、を直観でみる。死期が近づいたり、予後不良のものは神がない、あるいは神に欠ける。

　「色」とは、五色のみならず、気色が抜けているエリアとその度合いに注目してみる。少し、光を遮って、暗めにして診ると分かりやすい。「形」とは肉体的な膨隆、陥凹、歪みなどの形状のこと。「態」とは、動きのことで、先程の震顫の有無や、動作に異常がないかどうかを診るものである。

45. 切診

　切診とは、切ることではない。実際に触れてみる診法である。原穴診、背候診、腹診、脈診、井穴診、尺膚診、その他に、患部自体の状態を触れて寒熱虚実をみたり、経絡の流れに沿って触れてみる"切経"のことである。

　身体の内部の異変異常は、必ず体表部に何らかの反応を表してくる。ゆえに、体表の状態を手指で触れて、異常がないかどうか、どこにどのような異常な反応を呈しているかを診ることで、どこの臓腑経絡にどういう異常があるのかを、問診事項とも合わせて分析してゆくことができる。

　詳しくは、『鍼灸医学における実践から理論へ（Ⅰ）～（Ⅳ）』、『弁釈鍼道秘訣集』、『胃の気の脈診』を熟読、精読されたい。

第7章

46. 清熱解毒

　邪熱を清し、毒を解く。黄連解毒湯の作用である。鍼で清熱解毒するには、北辰会方式では、霊台 - 両督兪、脊中 - 両脾兪に横刺するのが基本形である。肝の熱毒がきつければ、筋縮 - 肝兪、あるいは神道も加える場合もある。『素問』刺熱論（32）にあるように、神道は肝の熱を示す穴所だからだ。その他にも、清熱解毒をする術は何通りかある。

〈⇨　83. 毒　参照。〉

47. 内庭

　内庭は足陽明胃経の滎穴。一般的に、滎穴や井穴は熱をもらす作用が強い穴所である。ゆえに、陽明の熱を清すには内庭や厲兌、足厥陰経や肝の熱を清すには行間や太敦、上焦の熱を清すには、手の井穴すべてが選穴候補となる。温病の衛分証の場合、少沢・関衝・商陽に古代銀鍼で瀉法したり刺絡すると、上焦の熱が清され、咽喉の痛みや赤い腫れが瞬時に消失する。

48. 肝気犯胃

　肝気が胃を犯すこと。足厥陰肝経は胃を挟むように流注していることからも、肝と胃の腑は互いに影響しやすいことが分かる。肝気が高ぶって、胃の腑を犯し、胃の機能を失調させると、胃もたれや胃痛（神経性胃潰瘍や胃痙攣）、吐き気や嘔吐、あるいは逆に食欲過剰（いわゆるストレス食い）などに至る場合もある。いわゆる"木乗土"である（木剋土は生理反応として、木気が土気を抑制しているが、木気が過剰となり、必要以上に土気を抑圧し過ぎている場合は病理となり、木乗土という）。

49. 傷食

　"食に傷られる"と書くように、飲食によって臓腑の機能を傷害する病因を指す。具体的には、暴飲暴食、飲み過ぎ（呑み過ぎ）、早食い、偏食、不潔なものや腐ったものの摂取、冷たいものの多食、不規則な食事時間などである。これらが引き起こした脾胃の運化失調を「食滞」という。傷食と食滞は密接な関係にある。

50．肺気虚
　肺気が虚していること。肺気が虚すと、肺の機能（宣発粛降、水道通調、呼吸）が低下する。咳嗽、息切れ、呼吸困難、痰がよく出る、声が出にくい（かすれたり小さい）、自汗、外邪に侵襲されやすいという症状が出る。体表では、肺兪や魄戸、身柱、太淵、尺沢、中府などに虚や虚中の実、圧痛などの反応が出る。

51．心火旺
　心火が高ぶった状態である。心には心陰と心陽があるが、心陰が不足しても陽気が高ぶり虚火となるし、心陽自体が高ぶっても心火となる。舌尖部が糜爛（びらん）したりピリピリ痛くなり、煩躁不眠で胸が暑苦しい、顔面紅潮、ひどい場合には、譫言、狂躁、吐血などの出血症状にまで至るケースもある。これに肝火上炎も加わることが多く、心肝火旺という。百会や内関、神門、神道、心兪、巨闕兪、厥陰兪、筋縮、中枢、肝兪、胆兪、膻中、行間、太衝などに反応が現れることが多い。

52．経気不利
　経脈の中を流れる気のことを「経気」という。その経気がうまく流れない状態を「経気不利」という。気が流れないと、血も流れが悪くなったり、津液もそれとともに流れが悪くなる。よって、経気不利によって、その不利が起こっているところを中心に、痛みや、痺れ、むくみなどが発症する。
　臨床では、経気不利がある場合は、①どの経脈の不利なのか、②経気不利の原因は、気の不足か気の有余か、あるいは別の要因か（瘀血、湿痰、寒邪など）を弁別する必要がある。

53．衛気虚
　衛気とは、脈外を流れる気のことで、外邪の侵襲を防御し、肌肉や皮毛を温めて営養し、発汗調節をする機能を持っている。衛気はそもそも、腎陽の蒸騰気化の作用によって、脾胃で得られる水穀の精微から化生したもので、肺の宣発作用によって全身くまなく布散されている。衛気が虚すということは、腎か脾か肺に問題がある場合、あるいは、肝や心、その他の病因によって、衛気がうまく化生されないために起こる。衛気虚になると、当然、防御機能が低下して外邪の侵襲を受けやすくなり、固摂機能が低下して自汗過多となり、皮毛や肌肉が温養されなくなるので、悪風が生じる。

衛気は脈外を流れるが、脈内を流れている営気と相互転化し、衛気と営気が共に調和して平衡を保って初めて、表裏の調和もとれる。衛気が弱ったり、外邪（特に風邪）によって、衛気が散らされてしまうと、当然営気にも悪影響が出て、営衛の調和が失調し、「営衛不和」という状態になる。あるいは、裏に問題があって、営気が虚してしまうと、衛気との調和もとれなくなるので、これも、「営衛不和」になる。営衛不和になると、外邪がとれないどころか、外邪の侵襲を受け続けるので、解肌することで、営衛が調和できるようにしなければならない。
〈⇨ 24．桂枝湯　参照〉

54．心神
　心は神を蔵し、肝は魂を蔵し、脾は意を蔵し、腎は志を蔵し、肺は魄を蔵す。五臓は精神の一部を持っており、五臓が安定しておれば、それらの有す精神作用も活発正常なものとなる。魂や魄、意、志を統括しているのは、心の中の神（心神）である。心神はあらゆる知覚感覚を自覚する大元であり、心神がしっかり安定していると、精神が安定し、深く熟睡でき、プレッシャーにも十分耐えることができ、痛みや痒み、その他の感覚も過剰に感じ過ぎることはない。五臓六腑の安定調和は、この心神の状態にかかっているといえるだろう。これを「神主学説」という。心血が不足したり、心気が高ぶり過ぎると、心神が不安定になる。心神が不安定になると、神門や霊道、心兪、神堂、神闕周辺に何らかの異常反応を呈しやすくなる。

55．潮熱
　ある時間帯になると必ず発熱するものをいう。夕方から発熱するものを日晡所潮熱（日晡潮熱）といい、腸胃に熱がこもっている場合がほとんどである。夜間に潮熱する場合は、陰分の不足（陰虚）である場合が多い。他にも、湿邪によって、陽気が鬱滞して、午後になると起こる潮熱もある。

56．柴胡剤
　少陽病の段階のものを治す方剤として柴胡剤が多く使われる。小柴胡湯や柴胡加龍骨牡蛎湯、大柴胡湯、抑肝散など、多数ある。和解少陽する方剤だ。少陽の部位は半表半裏で、邪気と正気が鬱滞して停滞を起こしやすい部位である。この少陽枢機を緩めることで、邪気を追い出し、正気を盛り上げ、邪正抗争する位置を変えてやることができる。太陽に戻れば、汗が出て解けるし、陽明に移行すれば、清熱あ

るいは瀉下して治すことができる。足臨泣や天枢、中枢や胆兪、懸枢など、"枢"にかかわる穴所に反応が出やすいし、治療穴所ともなる。

57．大承気湯

　承気湯類は瀉下剤である。なかでも、大承気湯は大黄、芒硝、枳実、厚朴から成る。陽明腑実証に用いる方剤。他に、小承気湯、調胃承気湯、桃核承気湯などがある。鍼では、通腑法を行う。巨虚上廉（上巨虚）の反応に注目！
〈⇨　17．陽明腑実証　参照〉

58．『金匱要略』

　『傷寒論』とともに『傷寒雑病論』として、もともと一冊の書物である。『金匱要略』では、疾病別に編纂されており、全25篇から成る。臓腑経絡学を基礎に置いており、病因病機、四診、八綱をベースにして、弁証論治の方法を提示している。
〈⇨　1．弁証論治、2．臓腑経絡学　参照〉

59．狐惑病

　『金匱要略』にでてくる病名。精神不安定で寝ても起きても落ち着きがなく、前陰部と咽喉部に潰瘍ができる病気のこと。

60．甘草瀉心湯

　『傷寒論』に出てくる方剤。狐惑病を治す方剤でもある。「傷寒中風、醫反下之、其人下利日數十行、穀不化、腹中雷鳴、心下痞鞕而滿、乾嘔心煩不得安、醫見心下痞、謂病不盡、復下之、其痞益甚、此非結熱、但以胃中虛、客氣上逆、故使鞕也、甘草瀉心湯主之。」
　風寒邪が侵襲しているにもかかわらず、誤って下してしまい、不消化下痢が1日に何回も出て、腹中がゴロゴロ鳴り、心下が痞硬し、しかも膨満し、からえずきし、心煩して落ち着かない、こういう症状をみて、医者が心下痞はまだ病が残っていると思い更に下し、心下痞がますます悪化した場合、邪熱が結した心下痞ではなく、胃中が虚したために、邪気が上逆して心下痞硬になったものである。こういう時は甘草瀉心湯だぞ、という条文。
　甘草瀉心湯は、炙甘草、黄芩、乾姜、半夏、大棗、黄連から成る。中焦を温めながら、胸膈の邪熱も冷まし、半夏で湿邪を下し、気の昇降出入を調節するはたらき

がある。

61．龍胆瀉肝湯

苦寒剤が多く配合されており、肝胆の実熱を瀉し、下焦の湿熱を清泄する方剤。虚寒の人には与えてはいけない。

62．肝腎陰虚

肝陰虚の症候も腎陰虚の症候も両方ある場合、肝腎陰虚という。肝と腎は肝腎同源〈⇨70．参照〉でいずれも下焦に位置し、下焦における陰分が虚損していることを示す。ゆえに、単なる腎陰虚や肝陰虚よりも陰虚の程度も深い。陰虚ゆえに、虚火が上亢し、めまいや頭痛、耳鳴り、目のかすみや乾燥、五心煩熱、腰膝酸軟（腰や膝に力が入りにくくだるい）、盗汗、健忘、口乾、不眠浅眠などがみられる。舌は赤く、無苔傾向、あるいは烈紋が見られる場合もある。

照海や太谿、湧泉、太衝、関元、気海、腎兪、膀胱兪、肝兪などに虚の反応が多くみられる。

63．麻黄湯証

太陽傷寒証（表寒実）で皮毛に侵襲した寒邪に対し、発汗解表（汗を発させて表の邪を解する）する方剤。『傷寒論』に出てくる。麻黄、桂枝、杏仁、炙甘草から成る。麻黄湯証（表寒実証）とは、表において、邪気（寒邪）の実であることを示す。つまり、脈浮で緊、無汗、悪寒発熱、肺兪、外関、合谷などに実の反応が現れることが多い。（麻黄湯証に対し、桂枝湯証は「表寒虚」である。表において、正気（営衛）が虚し、寒証である。

〈⇨24．桂枝湯　参照〉

鍼で対処する場合も、身柱に燔鍼したり、実側の合谷や外関などを瀉法して、散寒発表する。

麻黄湯に生姜、大棗、石膏を加えると、「大青龍湯」になる。

〈⇨22．大青龍湯証　参照〉

第8章

64. 諸行無常

仏教用語。あらゆるものすべては常に一定不変で固定化したものではなく、変化変転しているという教え。涅槃寂静（ねはんじゃくじょう）、諸法無我（しょほうむが）とともに、仏教の旗印として「三宝印（さんぼういん）」という。

65. 部分的・相対的な気虚

正気が虚すと邪気が生まれ、邪気があると正気が弱る。絶対的に正気が虚損していない場合でも、邪気が偏在している部分では、部分的にかつ相対的に正気が虚す。この場合、偏在している邪気を瀉すことで、部分的相対的気虚が回復することは臨床上よくある。例えば、肝気実で肝鬱気滞あるいは肝鬱化火があるとする。すると、相対的に血虚が起こり、目がかすんだり、転筋（こむら返り）が一時的に起こることがある。この場合、肝血を補う治療をせずとも、疏肝理気あるいは清肝瀉火といった瀉法の治療で治すことができる。

66. 気血両虚

気も血も両方虚している病態。気虚症状、及び、血虚症状が共に見受けられるのが特徴。この時、気一元であるので、血自体を補うのではなく、まず、気を補うことに主眼が置かれるべきだ。気のはたらきが増せば、自ずと血が化生され、血虚も解消してくる。特に、気血の大元は脾胃のはたらきによって生まれる水穀の精微にあるので、脾胃の気のはたらきが活発になるように治療戦術を組むことが重要だ。

〈⇨ 69. 精血同源　参照〉

67. 気陰両虚

気虚と陰虚が共に虚している。気虚と陰虚の症状が同時にみられる。といっても、特徴は、陰虚であるが火旺の症候が見られず、かといって、気虚レベルなので寒証が顕著にあらわれない。

陰虚症候としては、便秘、口乾、咽の乾燥、盗汗、尿量減少。気虚症候としては、倦怠無力感、息切れ、自汗、顔色淡白。舌は烈紋があっても色褪せがあり淡紅～淡白ぎみ。苔は少なく、脈は無力。

68．陰陽両虚

　陰も陽も両方虚損しており、陰虚と陽虚の症状が同時にみられるもの。気陰両虚証よりも温煦機能が低下しているので、重篤である。

　ただし、陰陽両虚といっても、陰虚＞陽虚、陰虚≒陽虚、陰虚＜陽虚、といった具合に、陰虚と陽虚の比率が異なっているので、その弁別は必要だ。正気を更に損傷させる病因（特に邪熱）がどの程度あるかにも注目しつつ、初心者はやはり補法に撤するべき証である。

69．精血同源

　精とは、生命活動全般を維持するためのエネルギーの大元であり、気や血、津液などすべてを含む。先天の精と後天の精があり、前者は腎が蔵すとされるが、腎精のことを狭義の精ということもある。

　血は水穀の精微または腎精から作られる。脾胃の運化により飲食物から水穀の精微を得て、営気によって脈中を流れ、昇清作用によって肺に上輸される。肺で、天空の清気と合わさり、心陽の温煦を受けて赤く変化して血となるルートが一つ。もう一つのルートは、腎精から直接、腎陽の温煦によって血が化生し、脈中に入って流れてゆく。後者のように、精から血が化生され、血自体も精の一部であり精をフォローする立場にあるゆえに、精血同源と言われている。

70．肝腎同源

　肝と腎は源が同じ、といわれるくらい、両臓は密接な関係にある。五行でいうと、木と水の関係だ。木が伸びるには水がなくてはならないが、逆に水浸しになると根腐れして木は枯れてしまう。水が足りな過ぎると木は一旦上へ上へと伸びようとするが、やがて枯れてしまう。水も、木の生長が著しく旺盛であり過ぎると、水が涸れてしまい、木が弱っていると水も溢れて澱んでしまう。つまり、肝の失調が腎にも影響し、腎の失調が肝にも影響を与えてしまう。両者は下焦に位置しているために、両者が弱ってしまうと、上焦とのバランスを崩しやすくなってしまう。

　春先、木気が旺盛になって高ぶりやすい季節は、ダイレクトに肝気を下すよりも、腎水を補った方が肝気が下りやすい場合があるのはこのためである。

71．気の転化作用

　気の5つの基本作用のうちのひとつ、「気化」に関連している。気・血・津液・

精はお互いに転化しあっている。具体的には、気が凝集すれば、血を生じることになるし、津液や精から気が生み出され、精は血にも変化する。分かりやすく噛み砕くと、物質として有形の水が、ある条件化では氷となってより陰性となり、また、ある条件化では、水蒸気となって、（何もないかのようで、実は目に見えないだけで水の分子は存在しており空中を動きまわっている）陽性のものに変化し、何もない空気の状態から、ある条件化では、物質としての水に変化することがある。人間の体内においても、気・血・津液・精が相互に転化し合っている、ということ。仏教でいう「空即是色、色即是空」に相当する。

第9章

72. 八綱弁証

　病態を把握する上で、最も大きな"網"である。表裏、寒熱、虚実が分かれば、おのずと陰陽どちらに傾いているのか、あるいは陰陽同じ程度にアンバランスを起こしているのかが分かる。「表・裏、寒・熱、虚・実、陰・陽」の8つの"ものさし"を八綱という。

①「表裏」とは、病の位置を示す。表はいわゆる外邪が皮毛や肌肉にある（侵襲し続けている）ことを示し、裏とは内傷病、臓腑病であることを示す。経絡経筋病は、限りなく浅い位置の病であるので、"表病"ではあるが、裏証に属す（表証ではない）。

②「寒熱」とは、病の性質である。冷えに傾いているのか、熱に傾いているのか、あるいは、どちらでもないのか。

③「虚実」とは、病の趨勢である。正気の弱りはどの程度か、邪気の戦力はどの程度か、あるいは、双方互角か、この弁別を行う。

　この、表裏寒熱虚実がはっきり分かれば、治療を間違えることはない。更に細かく、どの正気が弱っているのか、何という邪気が存在するのか、正気の弱っている部位はどこか、邪気がある部位はどこか、今邪気と戦している部位がどこか、などを弁別するために、臓腑経絡弁証や気血津液弁証、病邪弁証、六経弁証、衛気営血弁証、三焦弁証がある。

73. 臓腑経絡弁証

　どの臓腑が病んでいるのか（正気の弱りがどこにあり、邪気がどの臓腑を侵しているのか、あるいはどの臓腑から邪気が派生しているのか）、あるいは、どの経絡の変動によって、主訴が発症しているのかを弁別するための"網"である。

　臓腑病の場合は、どの臓腑に異常があるのかを、問診事項、体表観察情報から、探ることができる。経絡経筋病の場合も、どの経絡上に症状があるか、また、原穴診や井穴診、切経情報によって、弁別することができる。

　どんな疾患であれ、特に慢性雑病においては、この「臓腑経絡弁証」さえ正確にできれば、的確な治療ができる。臓腑経絡弁証によって、八綱も自ずと明らかになる一面もある。

　例えば、肝鬱化火と腎陰虚という証であることが臓腑弁証で明らかになった場合、八綱では「裏熱実虚」となる。あとは、"標本"を明らかにすれば良い。

74. 六経弁証

　太陽、陽明、少陽、太陰、少陰、厥陰という6つのカテゴリーに分けた弁証法で、この6つを六経という。『内経』の理論を元に、張仲景が『傷寒論』でつぶさに展開していることから、傷寒六経とも言われる。外感病の場合に用いられる弁証法で、病の位置を示し、治療指針が決定できる。太陽病は表証の段階、少陽は半表半裏とされ、陽明、太陰、少陰、厥陰はすべて裏証に属する。

　表証があれば、先に表の治療を施し、その後、裏の治療をするのが原則（「先表後裏」という）であるが、裏の虚の程度がひどい場合には、先に裏を補い、その後、表証が残っていれば表を治療しなければならない（「先裏後表」という）という原則がある。外感病でも、温病の場合は、衛気営血弁証、三焦弁証を行う。

75. 反駁（はんばく）

　他から受けた批判や非難に対して、論じ返すこと。

76. 蓋然的（がいぜん）

　確実性と対比される認識論上の概念として、「蓋然性」がある。不確実ではあるけれども、いくらかの信憑性があるということ。いろいろな角度（視点）からみて、"そうなるだろう"ということが十分に予測できること。この蓋然性という認識論上の概念が、やがて数量化を通して確率論へと展開されていく。

77. ヘーゲル（Georg Wilhelm Friedrich Hegel 1770-1831）

カント（ドイツの哲学者、1724-1804）の精神を継承し、独創的な法哲学・歴史哲学を発展させて、壮大な体系的著作を残した。対立する２つの事象も、本当は対立要素を含みつつも、内発的には統合に向かっていく過程であるということを明らかにして「弁証法」を打ち立てた。

「正－反－合」（最初の命題＜正＞とこれに矛盾する別の命題＜反＞とが、一段高い総合的命題＜合＞に統合される一連の過程のこと）が、ヘーゲルの弁証法の中心概念であり、弁証法といえば、このヘーゲル弁証法（正反合）を指すほどで、彼の功績は後世に大きな影響を与え続けている。ヘーゲルの哲学の最も重要な特徴は、「精神（実在）と学（体系）と弁証法（方法）がしっかり結びついている」ということである。

78. 定立・反定立、止揚

一般的には、「定立」とはテーゼ（はじめにたてられた命題）のこと。ある判断を導き出すための論理を展開するにあたって必要な前提となる命題を打ち立てること。

「反定立」とは、定立された命題を基にして、より妥当な判断を導き出すために、定立とは全く対立する内容の命題を打ち立てることであり、そういう命題のことをアンチテーゼという。この定立と反定立から一段高い総合的な判断がなされるが、この過程を「止揚」（アウフヘーベン）という。

フィヒテ（ドイツの哲学者。1762-1814）は第一命題を定立、第二命題を反定立、第三命題を「総合」（ジンテーゼ）と呼んだ。これは、いわば、「正－反－合」という形式であるが、弁証法と「正－反－合」という形式が結び付いたのは、ヘーゲルによってである。

79. 西田幾多郎（近代日本の哲学者、1870-1945）

西田哲学を構築し、京都学派の創始者である。西洋哲学と仏教（東洋哲学）とを弁証法的に止揚した哲学を築いた。

80. 営血分

営分と血分の両方合わせて営血分という。温病学で用いられる衛気営血弁証で、最も浅い段階が「衛分」、次が「気分」、深い段階に「営分」、最深部が「血分」と

いい、営血分が病位が深いことを示す。症状の特徴としては、営分レベルでは、夜中に発熱が高くなり、煩躁不眠、譫語(せんご)、班疹が出たり消えたりし、舌質は深紅色で乾燥。この段階から一歩進んでしまうと「血分証」に至る。血分証とは、陰血が損傷され、動血する最終段階である。夜中の発熱が更に激しくなり、手足をばたつかせて寝ていられない、痙攣(けいれん)したり、角弓反張(かくきゅうはんちょう)(後ろに反った状態で歯をくいしばり、手を硬く握り締めた状態で硬直すること)、あるいは出血症状(鼻出血、吐血、血尿、血便など)、班疹がはっきり出て増えてくる、舌質紅絳(こうこう)～暗紫色。

　清営涼血(せいえいりょうけつ)という治療をしなければならないが、時期が遅れると手遅れになる。気分～営分の段階で、手を打つのが望ましい。選穴としては、三陰交、血海、膈兪、行間、大敦、公孫などの瀉法が中心。あるいは、手足の十二井穴、背部一行の特殊な手技による清熱法なども有効。

81. 正邪弁証・空間弁証

　正邪弁証は中医学には（まだ）ない弁証法である。北辰会方式では、正気の虚と、邪気の実が両方、病理として主訴に関連している場合、虚と実どちらに中心があるのかを弁別するための弁証法として位置づけている。

　例えば、腎気虚と脾胃の湿熱邪の両者の可能性が大きいということまで臓腑弁証、病邪弁証にて判明したとする。次に問題となるのは、腎気虚のレベルと脾胃湿熱のレベルがどの程度であるか、それが分からないと、まず補腎しなければいけないのか、あるいは先に清熱祛湿を徹底的にすべきなのか、あるいは同時にしなければならないのか、判断できない。

　そこで、脈力の問題や、肉体負荷試験情報、舌診情報、経穴の反応など、あるいは、かつて受けた治療の経過なども鑑みて、「邪実＞気虚」と判断できれば、先に瀉法のみ加えてみて、直後に脈舌などがどう変化するかで今後の治療指針を立てればよい。

　空間弁証も、北辰会方式独自のものだ。『素問』三部九候論(20)より、ヒントを得て、藤本蓮風氏が臨床実践から理論化したものである。人間をひとつの空間物体とみなし、前後・左右・上中下の12ブロックに分けることができるが、気血の偏在がどこにあるのか、それによって、選穴が決まるという弁証法である。この決め手になる診断は、臍周辺の反応と懸枢周辺の反応、百会周辺の反応、脈診、尺膚診、舌診などである。

　例えば、右偏頭痛、右肩凝り、右耳鳴りとトリプルパンチを食らっている患者さ

んがいるとする。主訴の部位は「上の右」だ。脈診では左尺位に枯脈、臍周囲の反応では左下に圧痛があり、懸枢周辺も左下に圧痛あり、百会周辺も左寄りに圧痛が見られたとする。そして、尺膚診でも、左天井に冷えが顕著にあったとしよう。この場合、「左下」に気血の偏在があり、その偏在ゆえに「右上」に集中して症状が出ているものと診て、申脈や照海、あるいは、太衝など、主訴にかかわる病理がどの臓腑経絡のものかによって、左下にある経穴を選穴し補瀉を決めればよい。空間弁証も正邪弁証も、臓腑経絡弁証と切り離せない関係にある。
〈⇨ 73．臓腑経絡弁証　参照〉

82．内関と百会の瀉法

　肝気実の場合に瀉肝法として、内関や百会を瀉法するが、百会の場合は疏肝理気降気の効用が強く、内関は清肝瀉火降気の作用が強い（肝鬱化火し、心肝火旺となっているものに対し、有効だ）。特に、内関は、手厥陰心包経の絡穴でもあり、心気を大いに傷つける可能性が高いので、心気心陽の弱い患者や正気の弱りがある患者に対しては禁忌であり、実証であっても慎重に刺鍼しなければならない。

83．毒

　一般に毒邪あるいは毒気という場合、疫癘(えきれい)の邪気（エボラ出血熱やラッサ熱、ペストやSARSなどの伝染性の強い疫病）のことであるが、人民衛生出版社から出ている『毒証論』によれば、七情が毒と化すこともあるという。毒証の特徴として、暴発性、激烈性、危険かつ重篤性、伝染性、難治性、頑固性を挙げている。しかも、毒の病変性質として、火熱を兼ねやすいので伝変が迅速で悪化しやすく、瘀血や痰を挟みやすいうえに、陰血を損傷しやすい、とある。例えば、瘀血は瘀血でも、重篤で難治で頑固な場合は単なる瘀血ではなく"瘀血毒"という概念で呼んだ場合、治則治法も活血化瘀のみならず、（清熱）解毒も加わるということである。気滞毒、湿痰毒、虚火毒なども同様である。

84．理気(りき)

　理気とは気をめぐらせること。「利気」ともいうこともある。肝気をのびやかにめぐらせる方法に、「疏肝理気(そかんりき)」と「理気疏肝」の2通りがある。前者は太衝や百会、肝兪などを用いるが、後者は合谷を瀉法する。「疏肝理気」とは、肝の疏泄をのびやかにすることで、その結果気をめぐらせる方法。

一方、「理気疏肝」とは、まず肺気にアプローチして宣発機能を高めることで気をめぐらせ、その結果、肝気ものびやかにめぐらせるという方法である。合谷は四関穴の１つであり、肺と表裏関係にある手陽明大腸経の穴所（原穴）であるので、肺気にアプローチすることができる。

　なお、北辰会方式では、「気滞病理学説」（気の停滞こそがすべての邪気の派生原因であり、治療においても、気の停滞を取り除くことが祛邪をスムーズにさせるという説。後藤良山の一気留滞説に基づく）を尊重重視しているが、湿熱や瘀血やきつい気滞を少しでも早く緩解させる目的で実の反応を呈している「合谷」の瀉法も加えて、理気しながら祛邪すると良い。

85．駆瘀血・活血化瘀

　瘀血を治する方法である。瘀血を駆逐するのが駆瘀血で、抵当湯や桃核承気湯などのように瘀血自体を下すことに近い治療法。一方、血の流れを活性化させて瘀血をなくしていくのが活血化瘀。三陰交や血海、膈兪（時に肝兪）が活血化瘀の代表穴所。駆瘀血としては足臨泣が北辰会方式では代表的。

付録2

北辰会方式の一連の流れ

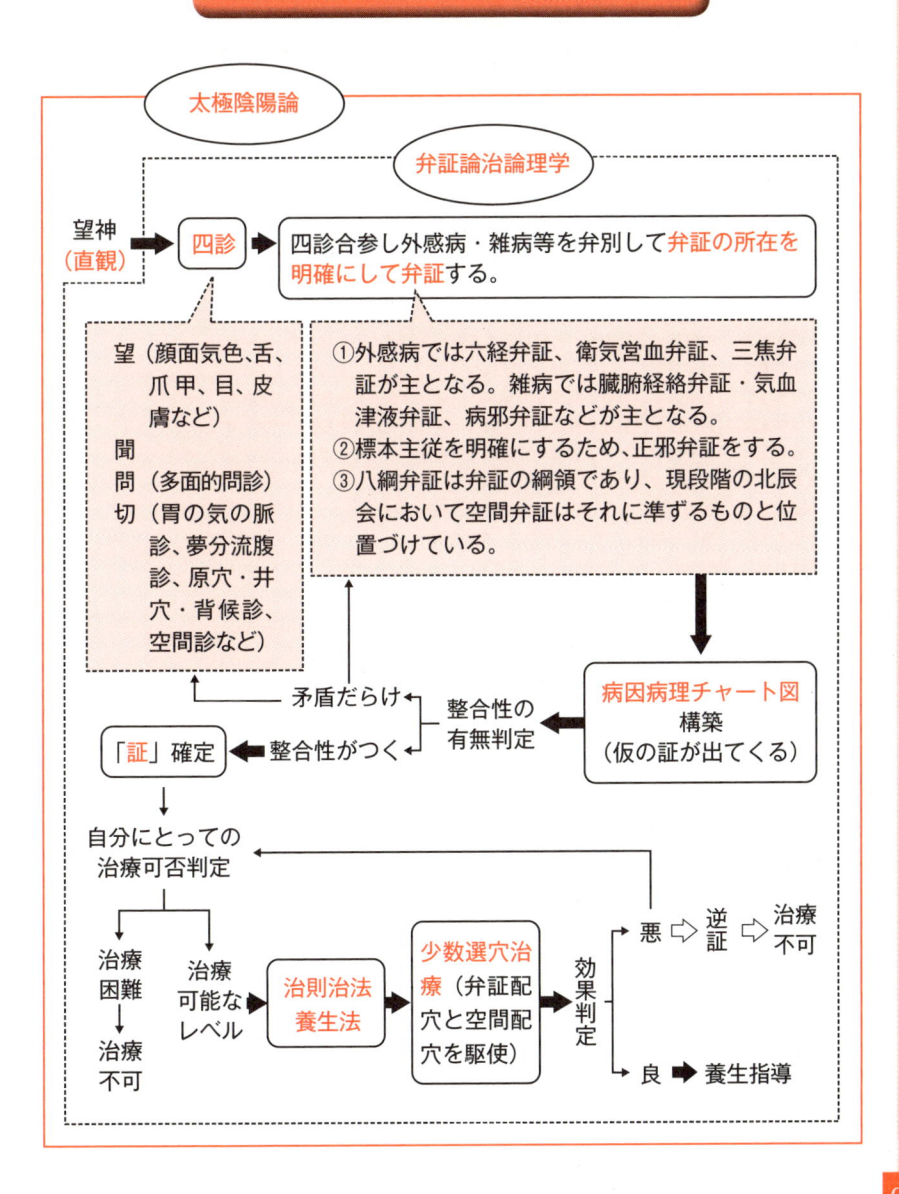

```
                    太極陰陽論
                              弁証論治論理学

望神 → 四診 → 四診合参し外感病・雑病等を弁別して弁証の所在を
(直観)              明確にして弁証する。

      望(顔面気色、舌、    ①外感病では六経弁証、衛気営血弁証、三焦弁
        爪甲、目、皮        証が主となる。雑病では臓腑経絡弁証・気血
        膚など)              津液弁証、病邪弁証などが主となる。
      聞                    ②標本主従を明確にするため、正邪弁証をする。
      問(多面的問診)       ③八綱弁証は弁証の綱領であり、現段階の北辰
      切(胃の気の脈          会において空間弁証はそれに準ずるものと位
        診、夢分流腹          置づけている。
        診、原穴・井
        穴・背候診、
        空間診など)
                                                    ↓
                    矛盾だらけ ← 整合性の       病因病理チャート図
                                 有無判定          構築
      「証」確定 ← 整合性がつく                 (仮の証が出てくる)

         ↓
      自分にとっての ←─────────────────────────┐
      治療可否判定                                    │
       ↓        ↓                                   │
      治療     治療          治則治法    少数選穴治   効   悪 ⇒ 逆 ⇒ 治療
      困難    可能な    →    養生法   →  療(弁証配 → 果                証    不可
       ↓     レベル                      穴と空間配   判
      治療                                穴を駆使)   定   良 ➡ 養生指導
      不可
```

217

参 考 文 献

- 沢田允茂:『現代論理学入門』、岩波新書、1962 年
- 野矢茂樹:『論理学』、東京大学出版会、1994 年
- 中埜 肇:『弁証法』、中公新書、1973 年
- 野崎昭弘:『詭弁論理学』、中公新書、1976 年
- 小室直樹:『数学嫌いな人のための数学』、東洋経済新報社、2001 年
- 沢田允茂:『考え方の論理』、講談社学術文庫、1976 年
- 逢沢明:『頭がよくなる論理パズル』、ＰＨＰ研究所、2004 年
- 沖田浩:『尻が赤くないものはサルではない』、幻冬舎、2004 年
- 李 迪:『中国の数学通史』、森北出版、2002 年
- 中村雄二郎:『臨床の知とは何か』、岩波新書、1992 年
- 郭金彬、孔国平:『中国伝統数学思想史』、科学出版社、2004 年
- 加地伸行:『中国人の論理学』、中公新書、1977 年
- リチャード・E・ニスベット:『木を見る西洋人、森を見る東洋人』、ダイヤモンド社、2004 年
- 天野鎮雄:『公孫龍子』、明徳出版社、1967 年
- 藤本蓮風:「弁証論治とは何か〜弁証論治の構造〜」、『ほくと３６号』、北辰会
- 藤本蓮風:『鍼灸医学における実践から理論へ（Ⅰ）』、たにぐち書店、1990 年
- 藤本蓮風:『鍼灸医学における実践から理論へ（Ⅱ）』、たにぐち書店、1993 年
- 藤本蓮風:『鍼灸医学における実践から理論へ（Ⅲ）』、たにぐち書店、2004 年
- 藤本蓮風:『鍼灸医学における実践から理論へ（Ⅳ）』、たにぐち書店、2007 年
- 末木剛博:『東洋の合理思想』、法蔵館、2001 年
- 藤本蓮風:『胃の気の脈診』、森ノ宮医療学園出版部、2002 年
- 藤本蓮風:『臓腑経絡学』、アルテミシア、2003 年
- 藤本蓮風、他:『針灸舌診アトラス』、緑書房、1983 年
- 藤本蓮風:『藤本蓮風経穴解説』、メディカルユーコン、2007 年
- 藤本蓮風:『東洋医学の宇宙』、緑書房、2010 年
- 藤本蓮風:『鍼の力』、緑書房、2009 年
- 藤本蓮風:『弁釈鍼道秘訣集』、緑書房、1995 年
- 藤本蓮風:『鍼灸治療 上下左右前後の法則』、メディカルユーコン、2008 年
- 神戸中医学研究会編著:『中医臨床のための方剤学』、医歯薬出版株式会社、1992 年
- 神戸中医学研究会編著:『常用漢薬ハンドブック』、医歯薬出版株式会社、1987 年
- 姚乃礼主編:『中医症状鑑別診断学』第二版、人民衛生出版社、2000 年
- 日本漢方協会学術部編:『傷寒雑病論』（増訂版）、東洋学術出版社、1987 年
- 陸拯:『毒証論』、人民衛生出版社、1997 年
- 楊俊光:『墨経研究』、南京大学出版社、2002 年
- 福永光司:『荘子』、中公新書、1964 年
- 安部吉雄:『荘子』、明徳出版社、1968 年
- 廣松渉、他:『岩波 哲学・思想事典』、岩波書店、1998 年
- 原元気、藤本蓮風:「北辰会方式による癃閉の一症例」、『伝統鍼灸 日本伝統鍼灸雑誌』第 34 巻、第 2 号、2008 年
- 藤本蓮風、村井和:「大発作にも少数鍼治療が劇的に奏効した重症持続型喘息の 1 症例」、『鍼灸ジャーナル』Vol. 13、2010 年
- 堀内齊毉龍:「東洋医学者のための思考バイエル─弁証論治のための頭の体操─第 1 回〜第 5 回」、『鍼灸ジャーナル』Vol. 4 号〜 8 号、2008 年〜 2009 年

あとがき

　「なぜそのツボを使うのか」「なぜ、このツボではダメなのか」その理由がはっきりしないと気が済まなかった私は、1998年の秋、北辰会の門をたたきました。多面的に情報を収集し、極めて論理的に病態を把握し、少数穴所で治療する北辰会方式に共感したからです。

　使うツボが1か所、2か所で施術する流派だからこそ解明できる治療法則がある、多面的情報から多くの情報を得ることにより、より確からしい結論を出すことができるはずだ、と考えていました。

　それから、5年後の2003年春、代表の藤本蓮風先生が「君、論理学をまとめてほしいんや、時間かかってもええから」と提案してくださいました。

　当時、北辰会では、奥村裕一先生の鍼灸古流派の研究や、神野英明先生の医易学、橋本浩一先生の内経気象学など、東洋医学にとって必要な学問が着々と研究されていた時期で、私も（難解そうな）「論理学」という弁証論治の根幹部分をまとめることができればより医学体系が強化されると思い、チャレンジすることにしました。

　そして、1年後の2004年5月、北辰会定例会の講義として「弁証論治論理学」を初披露させていただきました。しかし、聴衆の大半が全くついて来れず、開始後40分でコールド終了という北辰会では前代未聞の講義となりました。

　それ以後、毎月15分間の連続講義などを通して、改良に改良を重ね、試行錯誤し、噛み砕く努力もしながら、今回、会話形式でまとめることに成功しました（本書では記号論理学の部分は全面割愛しています）。

　「弁証論治論理学」は、問診時の矛盾点の発見や目的意識的な情報を得るための問診、有意な問診情報と体表観察情報から患者の病態を解析するプロセス、選穴判断、効果判定、更に、予後判断をもより正確にするための「武

器」となるためだけのものではありません。何より、「太極陰陽論」を正確に理解するための大前提でもあるのです。弁証論治の精度を高め、東洋医学、殊に鍼灸医学の質を高めるために、必要不可欠な学問です。

　私自身も日々臨床で論理力を磨き続け、とことん鍼灸医学を追求していきたいと思っています。

　最後になりましたが、「弁証論治論理学」の構築にあたり、多くのアドバイスやヒントをいただき、ご指導してくださった、北辰会代表の藤本蓮風先生、ならびに、北辰会学術部の先生方、他、日ごろよりご協力くださっている北辰会の諸先生方、そして、出版編集に際しては、緑書房の真名子漢氏、久保田大祐氏と、本書が世に出るまでに多くの方々に大変お世話になりました。ここに心から感謝いたします。

2011年7月15日
堀内齊毉龍

索引1
東洋医学・東洋思想関係

あ 行

因時制宜…163
因人制宜…163
因地制宜…163
陰陽魚太極図…187
陰陽両虚…210
衛気営血弁証…173, 195
衛気虚…205
営血分…173, 213
瘀血…39, 179, 195
押し切れ…62
温煦…71, 201

か 行

蓋天説…16
活血化瘀…216
葛根湯…43, 197
肝鬱化火…104, 202
肝気逆…43, 198
肝気犯胃…127, 204
甘草瀉心湯…143, 207
寒証…40, 196
眼戦…85, 201
肝腎陰虚…144, 208
肝腎同源…164, 176, 210
気一元…164
気陰両虚…164, 209
気虚…17, 191
気血津液弁証…173, 211
気血両虚…164, 209
気滞病理学説…216
空…166
空間弁証…173, 214
駆瘀血…216
経気不利…128, 205
桂枝湯…43, 196
下焦…96, 202
血虚…17, 192
狐惑病…143, 207

さ 行

柴胡剤…206
細絡…66, 200
三因制宜…163
湿熱下注…193
湿熱下痢…17, 191
実熱…38, 194
邪気実…17, 192
捨象…24
瀉法…18, 192
柔肝…175
常…41, 49
傷食…127, 204
小腹硬満…66, 200
諸行無常…157, 209

心火旺…128, 205
腎虚…36, 194
神色形態…115, 203
心神…129, 206
心痛…47
心陽虚…47, 199
精血同源…164, 210
正邪弁証…173, 214
清熱…199
清熱解毒…127, 204
切診…115, 203
舌戦…85, 201
臓腑経絡学…15, 190
疏肝理気…175, 215

た 行

太極陰陽論…188
大承気湯…207
大青龍湯証…40, 196
太陽病…41, 196
治則治法…47
痛経…40, 195
潮熱…141, 206
転化（陰陽転化など）…164, 210
天人合一…168

な 行

内庭…127, 204
内風…85, 201

は 行

肺気虚…128, 193, 205
肺気不宣…43, 198
八綱…170, 211
胖嫩舌…32, 193
脾気虚…32
表証…62, 199
変…41, 49
弁証…174
弁証論治…13, 190
病因病理（病因病機）…174
望診…115, 203
北辰会方式…68, 200

ま 行

麻黄湯…208

や 行

陽池…47
陽明気分証…40, 195
陽明腑実…38, 195

ら 行

理気（利気）…215
六経弁証…170, 212
龍胆瀉肝湯…143, 208

索引2 人物・書物名

あ 行

アリストテレス…15
『胃の気の脈診』…62, 154
エンゲルス…170

か 行

『金匱要略』…143, 207
カント…170
『韓非子』…23
キルケゴール…170
K.E.Boulding（→Boulding）
恵子（恵施）…111
公孫龍…111
後藤艮山…216

さ 行

『周髀算経』…16, 190
『傷寒論』…212
『上下左右前後の法則』…174
『鍼灸医学における実践から理論へ（Ⅰ）～（Ⅳ）』…154
『鍼灸ジャーナル』…175
『針灸舌診アトラス』…154
『神学大全』…44

ゼノン…170
『荘子』…165
荘子…111
『臓腑経絡学』…48
ソクラテス…15

た 行

『内経気象学入門』…163
『中医学基礎』…67
『中医症状鑑別診断学』…67, 200
『伝統鍼灸 日本伝統鍼灸雑誌』…175
『東洋医学の宇宙』…188
トマス・アクィナス…44

な 行

西田幾多郎…171, 213

は 行

橋本浩一…163
ピタゴラス…16
藤本蓮風…48, 174, 188, 214
プラトン…15
ヘーゲル…170, 213
『弁釈鍼道秘訣集』…154
『墨経』…16, 165
墨子…16, 165
(K.E.) Boulding…184

ま 行

マルクス…170

索引3
論理学用語（数学・科学・哲学用語）

あ 行

アウフヘーベン（→止揚）
裏…68
演繹法…45

か 行

確率論…26
間接推理…47
偽…14
帰納法…44
逆…68
形式論理学…16, 17
結論…77
結論肯定型三段論法…124, 129
結論否定型三段論法…124
後件肯定式…99
後件否定式…103

さ 行

三段論法…77
三平方の定理…16, 190
自然数…49
十分条件…60, 64
止揚…171, 213

消去法…124
小前提…77
真…14
正‐反‐合…171
前件肯定式…98
前件否定式…104
選言…113
選言的三段論法…124
全称肯定文…33
全称否定文…33, 34
全称命題…32

た 行

太極陰陽論…188
対偶…68
大前提…77
直接推理…47
定立…170, 213
同一律…20, 50
統計数学…26
同値…65
特称肯定文…33, 34
特称否定文…33
特称命題…32
ド・モルガンの法則…134

な 行

二律背反…166

は 行

排中律…25

排反的選言…113, 125
背理法…26, 42, 92
反対…24
反定立…170, 213
必要条件…60, 61
必要十分条件…65
不完全帰納法…46, 50
弁証法…170, 177, 184
弁証法的機械…184
弁証法論理…176
弁証論治論理学…13, 17
ベン図…61

ま 行
無限小…165
無限大…165
矛盾律…22
命題…17

ら 行
量子力学…166
両立的選言…113, 125

著者略歴

堀内齊鬐龍（本名：堀内秀訓）
さいりゅう　　　　　　　ひでのり

1972年　大阪西成区に、鰹だし屋（堀内栄養食研究社）の長男として4800gにて出生（祖父四郎が、西成にて、藤本家13代和風先生の鍼を受けたことがあるそうだ）。
1995年　北海道大学理学部生物学科を卒業後、家業を継がずに行岡鍼灸専門学校に入学。同年11月、北辰会に入会。
1998年　鍼師・灸師免許取得。藤本漢祥院にて研修生として研鑽開始。同時に北辰会講師となる。
2000年　開院

現在、北辰会理事・正講師、日本東洋医学会正会員、日本伝統鍼灸学会会員。

【発表論文・執筆】
● 『医道の日本』
1）北辰会方式治験例集として、
　①「太衝1穴による生理痛・不正性器出血の治験例」（2005年2月号）
　②「三陰交による不妊症の治験症例」（2006年11月号）
　③「体幹配穴による上肢痛の治験例」（2007年5月号）
　④「メニエル症候群と診断された眩暈の治験例」（2007年12月号）
　⑤「子宮全摘出手術後から11年間続いた往来寒熱の症例」（2008年9月号）
2）「夢分流腹診と腹部打鍼術およびその症例」（2005年9月号）
3）藤本蓮風と共著で「新しいカルテのやさしい書き方に対する問題指摘」（2005年10月号）

● 『鍼灸OSAKA』
1）症例「うつ症状と鍼灸治療」（2005年　Vol.21、No. 3）、「過敏性腸症候群」（2005年 Vol.21、No. 4）
2）藤本蓮風と共著で「医療面接考」（2005年、Vol.21　No. 2）
3）奥村裕一、他と共著：「蓮風鍼術の真髄」（2011年、Vol.100／101「効かせる鍼灸の技」）

● 『ほくと』
1）2004年〜2010年「症候各論シリーズ」等執筆掲載中。
2）2006年〜2007年、3回にわたり「弁証論治論理学〜論理の本質について」を連載。

● 『鍼灸ジャーナル』
1）「東洋医学者のための思考バイエル第1回〜第5回」Vol. 4 〜 Vol. 8（2008 〜 2009年）
2）藤本蓮風監修、共著：「癌疫病について〜未知なるウィルスをどう捉えるか〜」、Vol. 9（2009年）

【学会発表】
①2000年　第49回全日本鍼灸学会学術大会「弁証論治に基づく少数穴治療による痛経（生理痛）の症例」
②2007年10月　第35回日本伝統鍼灸学会実技供覧「夢分流腹部打鍼術の解説」
③2008年6月　第59回日本東洋医学会学術総会「冠攣縮型狭心症の治験例」
④2009年10月　第37回日本伝統鍼灸学会実技供覧「刺鍼テクニックの解説」

弁証論治のための論理学入門   Midori Shobo Co.,Ltd

2011年8月20日　第1刷発行

■著　者／堀内齊毉龍
■発行者／森田　猛
■発行所／株式会社緑書房
　　　　〒103-0004
　　　　東京都中央区東日本橋2丁目8番3号
　　　　TEL 03-6833-0560
　　　　http://www.pet-honpo.com

■カバー・本文デザイン／株式会社メルシング
■イラスト／石崎伸子
■印刷・製本／共同印刷株式会社

落丁・乱丁本は、弊社送料負担にてお取り替えいたします。
© Sairyu Horiuchi
ISBN978-4-89531-849-5

本書の複写にかかる複製、上映、譲渡、公衆送信（送信可能化を含む）の各権利は
株式会社緑書房が管理の委託を受けています。

JCOPY <(社)出版者著作権管理機構 委託出版物>

本書を無断で複写複製（電子化を含む）することは、著作権法上での例外を除き、禁じられています。本書を複写される場合は、そのつど事前に、(社)出版者著作権管理機構（電話 03-3513-6969、FAX 03-3513-6979、e-mail:info@jcopy.or.jp）の許諾を得てください。
また本書を代行業者等の第三者に依頼してスキャンやデジタル化することは、たとえ個人や家庭内での利用であっても一切認められておりません。